自律神経を整える最高の食事術

小林弘幸

SUGOI文庫

宝島社

はじめに

素敵オーラとパフォーマンスをアップさせる「チカラめし」

素敵に、魅力的に、カッコ良く痩せたい。心身ともに健康で、ここ一番に最大限のチカラを発揮できる自分でありつづけたい。

多くの人はそう願い、巷《ちまた》にはつねに、さまざまな健康法やダイエット法が氾濫しています。「何が良い」「何が悪い」「いや、これこそが最新だ」――。日々、猫の目のようにコロコロ変わる情報に振り回されて、それを追いかけるだけでも疲れてしまいます。

たとえ痩せたとしても、三日坊主に終わってしまったり、すぐにリバウンドしてしまったりする。さらには、極端なダイエットを強行したために、かえって健康を損ない、外見的な魅力だけでなく、仕事におけるパフォーマンスさえも、いちじるしく低下させてしまう。

それでは、せっかくの努力が徒労に終わるどころか、健康においても仕事においても、大きなマイナスになってしまいます。

ですから、この本は、いわゆる「ダイエット本」ではありません。

ストレスなく、おいしいものを楽しんで食べながら、自律神経を整えて、最高の自分をつくり直す食事術——。ただ「痩せる」のではなく、外見的にも内面的にも、「素敵オーラ」とパフォーマンスを劇的にアップさせてくれる「最高のチカラめし」のとり方について記した本です。

ガマンする食事法はかならず矛盾が生じる

その第一のポイントが、「ストレスなく『おいしい』ものを楽しんで食べる」ということです。

好きなものをガマンする。食べたいものをガマンする。嫌いなのに（体にいいからと言われて）ガマンして食べる。

そんなガマンする食事法は、かならず矛盾が生じます。

なぜなら、これは後の章で詳しくご説明しますが、ガマンはストレスとなり、体の内からにじみ出る「素敵オーラ」や、心身のパフォーマンスに直結する「腸内環境」（＝「自律神経」）を乱してしまうからです。

ですから、この本でご紹介する「自律神経を整える最高の食事術」には、「ガマン」は必要ありません。

目指すのは、あくまで「ストレスなく『おいしい』ものを楽しんで食べる」ということ。

それを第一のテーマとして頭にしっかり置いて、そのなかで、「自律神経」と「腸内環境」をより高い次元で整えるために、ちょっとしたコツを意識する──。

そうすれば、ほんとうに2～3カ月もすれば、誰でもかならず、最高の状態でダイエットできます。

ちなみに私自身も、このやり方で、50代後半の現在でも、30代、40代とまったく変わらない仕事量をこなせていますし、体重は、つねに65キロ前後。体形も、ラグビーの猛練習に明け暮れていた高校・大学時代とほぼ変わらない数字を維持することができています。

それでも、私のなかには、「ストイック」という言葉は、ありません。ステーキも、トンカツも、焼肉も、アーモンドチョコも、マックシェイクも大好きですし、コンビニごはんも、おいしく楽しんで食べています。

後は、日々のなかで、ほんの少しですが、自律神経を整える習慣やコツを意識するだけです。

それについても、この後の章で、わかりやすくご紹介していきます。

おかしな「はやりものダイエット」への警鐘

とにかく一番は、ストレスなく「おいしい」ものを楽しんで食べる。

「油断大敵」という言葉がありますが、こと、この本でご紹介する「自律神経を整える最高の食事術」では、言ってみれば「ガマン大敵」です。

また、これも後の章で述べますが、おかしな「はやりものダイエット」への警鐘としては、「昔の人がやっていないことはやらないほうがいい」ということも、ほかにはない、この本のポイントだと思います。

冒頭にも書きましたが、いま、健康法のみならず、ダイエットや食事法においても、あまりにも「何が良い」「何が悪い」という情報が氾濫し過ぎています。

もちろん、医学では何か新たな理論が出てきたら、かならずそれに対しての反論が出てくるもの。

それは、医学や科学の研究・進歩にとっては、ある意味、健全なことなのですが、こと「ダイエット」や「食事術」においては、あまりに「最新」や「はやりもの」に飛びつき、振り回されるのは、まさに「百害あって一利なし」――。

それは、今回、声を大にして申し上げたいことの一つです。

私はこれまで大学病院の臨床医師として勤務しながら、大学院でも研究をつづけ、主に「自律神経」や「腸内環境」をテーマに、数多くの本を刊行してきました。

そのなかで、あらためて実感するのは、昔の人の知恵はさすがだなということです。

健康法にしても、食事法にしても、生活習慣にしても、何千年、何百年ものあいだ、「いい」とされてきたもの、言い継がれ、受け継がれてきたものには、やはりたしかな理由があります。

たとえば、「早起きは三文の徳」とか「朝食は金」という古くからのことわざ（これも後の章で詳しくご説明しますが）にしても、「自律神経を整える最高の食事術」という見地においても、まさに究極のコツの一つなのです。

ですから、逆に言えば、どんなに「はやりもの」であったとしても、昔の人がやっていない「ダイエット法」「食事術」には、軽々しく飛びついたり、やらないほうがいい。

それは、お金と時間の無駄遣いにもつながります。

それよりも、温故知新。素朴だけれど奥深い先人の知恵にならったほうが、よほど効果的で手軽です。

ただでさえ忙しく、情報過多のストレス社会です。

そのなかで、**いかに素敵にカッコ良く、心身ともに最大限のパフォーマンスを発揮しながら、楽しくタフに生き抜いていくか。**

そのための最高のチカラめし・食事術はやはり、「シンプル・イズ・ベスト」。

実践していただければ、あなたの人生が、よりストレスが少なく、豊かでパワフルなものになると確信しています。

小林　弘幸

自律神経を整える最高の食事術　目次

第1章

朝の必須食習慣で「腸」と自律神経のバランスを整える

第2章

自律神経のバランスアップ昼めし術でつくる「疲れない体」

第3章

副交感神経の働きを高め「英気を養う」理想的な夕食術 …… 105

第1章

朝の必須食習慣で「腸」と自律神経のバランスを整える

自律神経を整えるには「食事」と「呼吸」が大事

私はもう20年近く、自律神経の研究に打ち込んできました。

その結果、自律神経の働きが、心身の若さや健康においても、パフォーマンスの向上においても、きわめて重要な鍵を握っていることが、ますます明らかになってきました。

さらに、その自律神経のバランスを整えるためには、何よりも「食事」と「呼吸」が大事だということも、はっきりしてきました。

でも、それはなぜなのでしょうか?

自律神経と「食事」と「呼吸」の大事な関係——そのメカニズムについてご説明する前に、まずはここで、「自律神経とは何か?」ということについて、あらためて簡単に記しておきたいと思います。

自律神経とは、ひと言で言えば、内臓器官のすべて、とりわけ血管をコントロールしている神経です。

また、人間の生命活動に欠かせない「呼吸」も、じつは自律神経がコントロールしています。

ですから、自律神経とはすなわち、「私たち人間の生命活動の根幹＝ライフラインを支えているもの」だとも言えるのです。

自律神経は、「交感神経」と「副交感神経」という2種類の神経から構成されています。

交感神経は、クルマにたとえればアクセルです。この働きが上がると、心身ともにアクティブな状態になります。

血管は収縮し、血圧は上昇、気分も高揚し、心身ともにいわゆる「イケイケ」的な、アグレッシブな状態になります。

一方、副交感神経は、クルマにたとえればブレーキです。副交感神経の働きが上がると、体はリラックス＝弛緩《しかん》の状態に向かいます。

血管は、適度な状態でゆるみ、血圧は低下し、気分は落ち着いて冷静で、穏やかな状態に向かっていきます。

とはいえ、クルマの運転でも、アクセルとブレーキのバランスがうまくとれていることが大事なように、自律神経も、交感神経と副交感神経、どちらか一方の働きに偏るのは思わしい状態ではありません。

理想的なのは、交感神経と副交感神経がともに高いレベルで活動し、なおかつ両方のバランスが整っている状態です。

こうしたとき、私たち人間の心身は、もっとも良い状態で機能します。ビジネスやスポーツでのパフォーマンスのみならず、外見的・内面的な健康、人を引きつける魅力的なオーラ――。それらも、いかに自律神経のバランスを高いレベルで整えるかによって、結果が大きく違ってきます。

その鍵を握っているのが、じつは、「食事」と「呼吸」です。

つまり、「食事」と「呼吸」というのは、私たち人間が生きていくうえでもっとも大事なものであるだけでなく、自律神経を整えるためにもやはり、必要不可欠なものと言えます。

この本の食事術は、その自律神経に焦点を当てているからこそ、「最高の食事術」になるというわけなのです。

「腸内環境」を良くすることが「底力」のもとになる

体の中にとり入れた栄養素を吸収し、毒素を排出してくれる腸は、「第2の脳」とも言われるほど大事な器官です。

しかも「腸」は、自律神経のバランスを整えるためにも、きわめて重要な役割を果たしています。

なぜなら、腸内環境を良くして腸がしっかり動くようになれば、副交感神経の働きが格段に高まるからです。

それが、年を重ねても衰えない「底力」のもとになるのです。

副交感神経の働きは、男性で30歳、女性で40歳をめどにガクンと下がります。しかも現代は、「交感神経優位」のストレス社会です。ただでさえ加齢によって下がってしまった副交感神経の働きが、ストレスによってさらに下がる――。

そうなると、心身ともに「底力」が失われていきます。

血液の流れ（血流）が悪くなり、心身は緊張し、免疫力や体力も低下して、不眠や肩凝りなど、さまざまな不具合が出てきます。

さらに血流が悪くなり、血液がドロドロになると、臓器の働きが悪くなり、代謝は落ちて太りやすくなり、生活習慣病への道をまっしぐらに進んでしまいます。

けれども、「腸内環境」を良くすれば、人生は劇的に変わります。

「細胞の生命力」はよみがえり、心身ともに「底力」がついてくる。

これは、決して大げさな表現ではありません。

私は現在、大学院で研究をつづけながら、順天堂医院の医師として「便秘外来」も担当していますが、そこで日々、患者さんに接して感じることが、「腸の環境を変えると、人生も変わる」ということです。

初めて診察室に入ってこられるときは、全身から暗澹《あんたん》、鬱々《うつうつ》としたネガティブなオーラを発していた人が、治療を終えて帰っていかれるときには、見違えるように生き生きと明るく、力強く魅力的な雰囲気に変わっている。

それは、じつは「便秘を解消する＝腸内環境を良くする」ことによって、副交感神経の働きが高まり、乱れていた自律神経のバランスが整い、心身ともに「底力」が湧いてきたからなのです。

「底力」をつける朝の必須習慣は「コップ1杯の水」

朝、起き抜けにコップ1杯の水を飲み、カーテンを開けて太陽の光を浴びる。それから、朝食をしっかりとる。独身で、家で自分でつくることができなかったら、吉野家でもコンビニでもどこでも好きなところに行って、おいしい「チカラめし」を楽しんで食べる。

じつにシンプルですが、それが、「最高の食事術」の理想的な朝の習慣です。


「水」というのはすばらしいもので、たとえ食うや食わずであっても、水さえしっかり飲んでいれば、何日でも生存していられるほど、人間の生命にとって欠かすことができないものです。

人間の体は、60％は水でできています。そのうち75％が細胞の中に、残りの25％は血液やリンパ液といったところに入っています。そして、その水こそが、じつは私たちの生命を維持するための、きわめて重要な化学反応を起こす場となっているのです。

また、それだけでなく、水は自律神経のバランスにも、大きな影響を与えています。実験などで調べてみても、意識して水をこまめにしっかり飲んでいる人ほど、副交感神経の働きを高く保てています。

それはなぜかと言えば、「水を飲む」という行為、それ自体もじつは、私たちの自律神経のバランスを整えてくれているからです。

たとえば、大事なプレゼンや講演を前に極度に緊張してしまったとき、水をひと口飲むことで緊張を和らげることができた。

あるいは、無性にイライラしたり、パニックに陥りそうになったりしたとき、水をひと口飲むことで、ふっと平常心や落ち着きを取り戻すことができた。

それらはすべて、「水」を飲むという行為によって、胃腸の神経が適度に刺激され、副交感神経の働きが高まり、その結果、乱れていた自律神経のバランスが整えられたことで引き起こされた、すばらしい作用です。

逆に、水が不足すると、自律神経のみならず、私たちの心身のすべては、どんどん良くない状態に向かっていきます。

何よりもまず、血管がダメージを受けます。体に水が不足した状態、いわゆる脱水状態がつづけばつづくほど、血液はドロドロになり、血管の老化を早めてしまうからです。

もちろん、体に良い栄養素がたっぷりの野菜ジュースやスムージーを飲むことはいいことです。

しかしながら、血管年齢の老化を防ぐためにも、自律神経を整え、「底力」をつけるためにも、体に十分な水を補給するというのは、何より真っ先に意識したいこと。

なかでも、朝の起き抜けのコップ1杯の水は、きわめて大事です。

朝起きたら一度軽くうがいをし、その後にできれば常温の水をコップ1杯、ゆっくり味わって飲む。野菜ジュースやスムージーを飲むより、よほど簡単です。

でも、それだけで寝ているあいだに「オフ」モードになっていた胃腸が適度に刺激され、自律神経もスムーズに「オン」モードに切り替わってくれる。そのうえで、太陽の光を浴びて、しっかり朝食をとれば、この後で詳しくご説明する、自律神経を整えるために不可欠な「時計遺伝子」も、しっかり始動してくれます。

また、起き抜けに水を飲むことで、空っぽの胃が重くなり、腸をやさしく起こしてくれるため、腸のぜんどう運動が活発になり、便秘を解消する効果もあります。


よく、「忙しさのあまり、水も飲まず食事も抜いて、気力で頑張る」という人がいますが、それは自律神経のバランスを乱すだけでなく、心身の健康を損ない、かえって気力や集中力、「底力」もなくしてしまいます。

また、「むくむのが嫌だから」「痩せたいから」という理由で、水分を減らすという人もいますが、それも逆効果です。

ボクサーの減量は特別なものですから、それは例外として、じつは、「むくみ」や「水太り」は、水のとり過ぎではなく、水の不足が原因であることがほとんどです。人間の体は脱水症状がつづくと、細胞の中に入った余分な水分がうまく排出されず、細胞のなかで膨らんでしまう。これがむくみの一番の原因です。

しかも、体がむくんでいるときは、自律神経のバランスも乱れています。それで、疲れやすくなったり、気分が落ち込んだり、頭がぼうっとしてしまうのです。

ですから、むくみがちな人ほど、水の飲み方を意識してみてください。

朝、起き抜けのコップ1杯の水から始まって、外出するときは、ペットボトルか水筒をカバンに入れておく。デスクワークの際には、机の上に、お茶やコーヒーとは別に水を置いておく。

量の目安は、1日、1～2リットル。喉が渇いたというときだけでなく、ひと息ついたとき、口をしめらす程度でもいいから、こまめに水を飲む。

このときの水は、喉の渇きを潤し、水分を補給するというためだけのものではなく、自律神経を整え、心に余裕を取り戻し、体の内側から素敵オーラを輝かせ、心身のパフォーマンスをアップさせるための「力水」なのです。

昔から、みずみずしい美しさや魅力の表現として「水もしたたるいい男（女）」という言葉がありますが、まずは「水」。

もっとも身近な存在であり、心身ともにすばらしい恩恵とパワーをもたらしてくれる「水」という存在を、どうぞフル活用してください。

これも、じつにシンプルですが、やはり温故知新、先人の知恵にも裏付けられた「最高の食事術」の大事なポイントです。

朝食によって「時計遺伝子」を始動させる

人間の体のなかには、ほぼ24時間周期で、新陳代謝やホルモン分泌などがスムーズに行われるようにする機能が備わっています。

それが、いわゆる「体内時計」、あるいは「サーカディアンリズム」と言われているもの。

そして、この周期はじつは24時間よりも少し長いと言われていて、つまり、地球の自転周期とは微妙にズレています。

そこへきて、不規則な生活やストレスからくる不眠などで、本来ならば寝ている時間に起きていたり、食事をとる回数や時間が極端に不規則になったりすると、そのズレがますます大きくなってしまう――。

これが、ホルモンの分泌や新陳代謝を不調にさせて、その結果、生活習慣病、肌荒れや老化やストレス太り、メンタルな部分では、イライラやうつなどを招いてしまうのです。

ですから、その体のサイクル＝体内時計を正常な状態に保つことは、「最高の食事術」にとって、必要不可欠なことです。

そして、最近の研究によって、その鍵を握るのが人間の細胞の各所にある「時計遺伝子」であることがわかってきました。

この時計遺伝子こそが、私たち人間の「体内時計」を管理しています。

さらに、この時計遺伝子は、ホルモンの分泌を正しく促すのみならず、自律神経を整え、私たちの肉体を生き生きと若々しく健康に維持するための、重要な役割も担っています。

極端に言えば、**時計遺伝子をきちんと始動させ、活性化させるほど、自律神経のみならず、ホルモンの分泌も良くなり、全身の細胞が生き生きとよみがえり、ひいては、心身ともにパフォーマンスを劇的にアップさせることが可能だというわけなのです。**

そのための一番の鍵が、「朝食」です。

最近、私もよく交流のある「時間栄養学」の先生方によって、時計遺伝子を活性化する鍵は「太陽の光」と「食事のとり方」、なかでも「朝食のとり方」にあるということが、はっきりデータとしてもわかってきています。

でも、どんな「朝食のとり方」が、最高なのでしょうか？

最新の時間栄養学によると、「時計遺伝子を活性化させる朝食とは、（前の晩からの）絶食した時間・量・質に比例する」というデータが出ています。

とすれば、理想的な朝食のとり方とは、具体的に言えば、「前日の夕食を早めに終えて、何も口にしない、いわゆる絶食の時間を長くし、翌朝にはバランスの良いもの（質の良いもの）を、しっかり（量を）食べる」ということになります。

ヨーロッパの格言に「朝食は金、昼食は銀、夕食は銅」、あるいは「朝は王様のように、昼は貴族のように、夜は貧者のように食べよ」という言葉がありますが、それらで示される朝食のとり方こそ、まさに時計遺伝子を始動させ活性化させるベストな朝食のとり方です。

とはいえ、忙しく働くなかで、いきなり「毎朝、王様のように朝食をとらねばならない」ということになると、かえってストレスになってしまいます。

この本の「最高の食事術」の最大のポイントは、とにかく「ストレスなく『おいしい』ものを楽しんで食べる」ということです。

ですから、これまで朝食をほとんどとらない生活スタイルをしていた人なら、たとえば、バナナ1本から始めてみてもいいのです。バナナならコンビニでも買えますし、皮をむくだけで、手軽にさっと食べられます。カロリーも十分、ミネラルや食物繊維も多いので、腸内環境を整えるにもぴったりです。

もちろん、コンビニのおにぎりとカップ味噌《みそ》汁、あるいは吉野家の朝定食でも何でもかまいません。

自律神経を整える朝食の一番のポイントも、「ストレスフリー」ということです。

ベースラインとしては、あくまで「おいしい」が大事。「何々を食べなきゃいけない」というのは避けたい。

ストレスフリーで、コンビニのものでも何でも、食べたいものを食べる。

数年前、私は『コンビニへ「健康」を買いに行こう！』（主婦の友社）という本を刊行したことがあります。

当時は「コンビニは悪」みたいな世間の風潮がありました。しかしながら、私自身、朝昼晩、しょっちゅうコンビニを利用していますが、おかげさまで健康ですし、コンビニのものをマズいと思ったことは一度もありません。

逆に、現代社会において、日々のハードワークをこなしていくうえで、手軽で便利なコンビニがなければ、「底力」をキープするのは大変だとさえ思います。

要は、食べるときの気持ちと向き合い方です。

頭のどこかで、「なるべくなら、バランス良く」ということだけ意識して、後は、そのとき自分が「おいしい」と思えるものを、しっかり楽しんで食べること。

そうすれば、細胞のなかの時計遺伝子のズレがスムーズにリセットされ、結果、「腸内環境」も良くなり、自律神経のバランスも整い、その1日がより輝いた自分としてスタートできるようになります。

ちなみに、「起き抜けの水」「太陽の光」「おいしい朝食」の3点セットは、いわゆる時差ボケ、ジェットラグの解消にもきわめて効果的です。海外出張が多かったり、出張でなくとも、シフト勤務や夜勤などで朝晩のリズムがとりにくい人は、ぜひこの3点セットを楽しく意識して試してみてください。

朝4：昼2：夕4の比率がベスト

朝、昼、夕、1日3回、規則正しく、バランスの良い食事を「おいしく」楽しんで食べること。

ひと言で言えば、これが「最高の食事術」の極意です。

無理なダイエットをしなくても自然にベストの体重・体形をキープすることができますし、心身ともに健康で、ここぞというときにも底力を発揮できるポテンシャルも身につきます。

ですから私は、たとえばプロスポーツ選手のパフォーマンス向上の指導をするときも、まずは「食生活」を変えることを最優先事項の一つにしています。

その人を変えようとするとき、その内側（心＝メンタル）から変えるのは、至難の業です。

私自身、もしも誰かから、「まずは、あなたのメンタルや性格を変えて、もっと意志が強い人間になりなさい」と言われても、とうてい実行不可能です。どうすればいいかもわからずに、途方に暮れて、揚げ句の果てには自己嫌悪、自己否定に陥ってしまうでしょう。

それでは、パフォーマンスが向上するどころか、ストレスによって自律神経も乱れてしまい最悪です。

けれども、「食生活」を変えるのは、意外と簡単です。

メンタルと違って、やることが目に見えて具体的につかめますので、実際に行動に移すのも、それほど強い意志は必要ありません。

ただし、少しだけコツがあります。

「おいしくて」ストレスのない、1日3食の食事。

ポイントは、食べ方。つまり、3食における量の配分と時間です。

朝、昼、夕の量の配分の理想は、朝4：昼2：夕4。

それがきつかったら、朝4：昼3：夕3。あるいは、朝3：昼3：夕4。

夕食はできるだけ、夜9時前に済ませること。もしどうしても夜9時を過ぎなければ食べられないなら、夜はごく軽めにして、量の配分は、朝4：昼2：夕2。

つまり、1日3食のなかで、やはり、「朝食」こそ必須、一番大事にとるべきものなのです。

朝4：昼2：夕4。朝食を一番必須にして、できるだけしっかり食べ、昼は軽めに。夕食は1日の終わりの楽しみですから、好きなものをゆっくり時間をかけて楽しんで食べる。

それだけで、心身のパフォーマンスは驚くほど変わっていきます。

野球でたとえるなら、朝食は先発ピッチャー、昼食は中継ぎ、夕食は抑えというイメージでしょうか。

つまり、朝食は、人生に勝利するための先発ピッチャー。パフォーマンスを劇的にアップさせるためには、朝食こそパワーの源、一番のチカラめし。

とくに自律神経のバランスがガクンと悪くなる30代からは、朝食を抜いて、昼食でパワーを挽回するのは、無理だと思っていたほうが正しい認識です。

また、時間で言えば、夕食をとる時間が一番のポイントになります。

昔、読売ジャイアンツに宮田征典《ゆきのり》という抑えのエースがいて「8時半の男」と呼ばれて大活躍しましたが、「最高の食事術」においては、夜8時半ではなく、夜9時です。何を食べてもいいけれど、食事はできるだけ夜9時前に終わらせる。

仕事の都合などで、どうしてもそれができない場合は、夕食は軽めに、腹六、七分目。配分で言えば、夕2。

そうすれば、とくに無理なダイエットをしなくても、体重の増減はほとんどありません。

私自身、炭水化物も肉もファストフードも大好きですが、この食べ方を意識するだけで、高校・大学時代と変わらない65キロ前後をキープできています。

意志の弱さを自認する私でもストレスフリーでやれていることですから、とくにメタボが気になる人はぜひ、この「先発ピッチャーからの夜9時までの男」の食べ方を楽しく試してみてください。

2〜3カ月もすれば、かならず驚くような嬉《うれ》しい変化が出るはずです。

また、ごはんなどの炭水化物が好きな人は、もりもり思いきり食べるなら、やはり朝が最高です。肥満の原因は糖質のとり過ぎが大きいのですが、朝は少々とり過ぎても代謝するので心配いりません。

つまり、最高の食事術にとっては、まずは、朝食についての意識改革が重要です。自律神経にもっとも悪いのは、時間に追われること。この後、詳しくご説明しますが、**朝食をきちんととれば、それだけで余裕ができて、時間に追われるのではなく、「時間を支配」できるようになる**。これが、大きいのです。

ですから、たとえば吉野家でもいいですし、コンビニでも何でも、いまはでき合いのものでも良いものが多いですから、無理なくそれらを利用すればいいと思います。

昔から「チカラめし」という言葉があるけれど、朝食こそ、今日1日を戦い抜くための「チカラめし」です。

最高の食事術においては、まさに「朝食は金」であり、時間を支配し、人生に勝利するための先発ピッチャーなのです。

腸内環境が悪くなると太りやすくなる

そんなに食べていないはずなのに、メタボになっている。

そういう人は、腸内環境が悪くなっているケースがほとんどです。

まず、腸内環境が悪くなると、消化・吸収の力がどんどん弱くなります。

すると、極端に言えば、いい栄養素ではなく、毒素のほうが体にたまってしまう。そして、代謝が落ちる。

結果的に、それほど食べていないはずなのに、メタボになったり、太ってしまうというわけです。

腸内環境が悪く、腸が汚れていると、そこから肝臓へ運ばれる血液も汚れたものになります。汚れた血液というのは、いい栄養素ではなく、腐敗物、老廃物、毒素などを多く含むので、いわゆるドロドロの血液になります。

その汚れた血液は、肝臓から心臓へ運ばれて、やがて全身に行きわたり、脂質代謝を悪化させて――、それがいわゆる「内臓脂肪」としてたまってしまう。

ですから、摂取カロリーが同じでも、腸内環境が悪い人は内臓脂肪がたまって太りやすくなり、腸内環境が良い人はすっきりスマートのまま、という違いが生まれてくるのです。

しかも、腸内環境が悪く消化・吸収が悪いと、内臓脂肪は蓄えられるのに、全身で約37～60兆個あるとも言われている細胞には十分な栄養が行きわたりません。

食べているのに、体は、「低栄養素状態」です。ですから、疲れやすくなったり、ますます新陳代謝が悪くなったり、老化が進んでしまう。

さらに、これまでにも記してきたように、腸内環境が悪いと自律神経のバランスが乱れやすくなるので、メンタル的にも、鬱々としたり、イライラして怒りっぽくなったり、集中力が散漫になったりしてしまいます。

つまり、腸内環境の改善なくして、肉体的にもメンタル的にも、パフォーマンスをアップさせることはできないのです。

ですから、痩せたい、ダイエットしたいという人も、まず取り組むべきは、腸内環境を良くすることです。

腸内環境が良くなって、いい栄養素が十分に含まれた、きれいな血液が肝臓から心臓、そして全身の細胞に行きわたれば、代謝も上がり、栄養がエネルギーとしてきちんと消費され、不要な脂肪を蓄えずにすむようになります。

つまり、太りにくい体に変わることができるのです。

実際、私の「便秘外来」にいらっしゃった方のなかにも、腸内環境を改善しただけで、5～10キロのダイエットに成功したケースが多数出ています。

もちろん、太る最大の原因は、食べ過ぎと運動不足ですが、それほど食べているつもりはないのに、年を重ねるごとに、どんどん太りやすくなった、ウエスト回りの成長が止まらない――という人は、ぜひ、「腸内環境」の改善を試してみてください。

そして、腸内環境を改善するためにも、じつは、この「最高の食事術」がもっとも効果的なのです。

腸内環境を整えるためにも1日3食がベスト

なぜ1日3食が、「最高の食事術」なのか?

それは、「腸内環境」を改善してくれる食べ方でもあるからです。

世の中には、運動不足、カロリー過多の現代社会においては、「1日1食で十分」「1日2食で十分」というようないろいろな意見がありますが、単に「栄養を補給する」とか、「ダイエットのため」という観点でみれば、それもうなずけないことはありません。

ほとんど運動しない人が、1日3食、食べ過ぎてしまえば、もちろんそれはカロリー過多で肥満、メタボの道をまっしぐらです。

けれども、あえて私が、「最高の食事術」として、1日3食がベストだと断言するのは、「食事＝腸への刺激」という意味もあるのです。

腸というのは、なかなかユニークな臓器で、刺激が加わると動くという性質を持っています。実際、手術のときに腸をポンと叩《たた》くと、グーッと動き出します。便秘のとき、お腹をマッサージすると腸が動き出して排便を促すことができたりするのも、同じ原理です。

そして、じつは「食事」というのも、腸への刺激です。

つまり、1日に1回しか食事をしないということは、1日に1回しか腸に刺激を与えられないこと、同じく、1日に2回なら、2回だけしか腸に刺激を与えられない。それでは少な過ぎるのです。

逆に、1日中、ひっきりなしに食べつづけるというのは、腸への刺激が強過ぎて、腸が疲れてしまいます。

ですから私は、腸に適度な刺激と休息を与えるためにも、1日3回の食事をベストだとしているわけなのです。

しかも、食事をすると体温が上がりますし、噛《か》むことで脳も刺激され活性化します。また、メンタル的に言えば、ものを「おいしく」食べると、それだけで副交感神経の働きが上がって落ち着くという効果もあります。

そして、「腸内環境」の改善のためにも、一番の鍵は、「朝食」になります。

昔から、「朝食は金、昼食は銀、夕食は銅」、3食のなかでも朝食がもっとも重要だと言われてきたのには、やはり、何百年、何千年にもわたって培われてきた先人の深い知恵があるのです。

実際、長年、頑固な便秘に悩まされ、腸内環境が最悪だった人も、1日3食、とくに朝食を大事にとるということを始めただけで、便秘が解消し、腸内環境も見違えるように改善されたというケースがたくさんあります。

覚えておきたい朝食の三つの効果

「最高の食事術」として、朝食がなぜ必須なのか？

ここで、栄養やエネルギーを補給するためだけではない、すばらしい朝食の３つの効果を記しておきたいと思います。

一つめは、副交感神経の働きを上げてくれること。

二つめは、血流が良くなること。

三つめは、慌ただしくなりがちな朝に「余裕」を生み出すということ。

まず一つめの副交感神経について、ご説明しましょう。

私たちの腸は、ものを食べると動き出します。ですから、朝食をとると寝ているあいだに休んでいた腸が目覚めて動き出します。

すると、どうなるか？

腸のぜんどう運動は副交感神経に直結していますから、朝食をとるということで、下がりがちな副交感神経の働きがスムーズに上げられるのです。

二つめの血流が良くなるということのメカニズムは、こうです。

朝食をとると、消化・吸収の過程で、腸の次に肝臓が働き、肝臓に多くの血液が流れます。その血液がまずは心臓に流れ、それから全身の細胞にめぐることで、結果、血流が良くなる、というわけなのです。

たとえば、ものを食べると冷えていた体が温まった、体温が上がったという経験をした方も多いと思いますが、それも同じ原理です。

ですから、冷え性の人、低血圧の人は、朝食をしっかりとることで、朝の時間がまるで違うものになるはずです。

しかも、心臓からの血流は、もちろん脳にも行きわたりますので、午前中は頭がぼうっとして仕事にならないということはなくなり、朝から全開で仕事に取り組めるようになります。

米国のパワーエリートと呼ばれる超多忙なビジネスマンたちが、朝食の場を利用してミーティングや意見交換を行うことを「パワー・ブレックファースト」と言ったりしますが、それはまさに自律神経的にも、仕事の効率、心身のパフォーマンスをアップさせるためにも、きわめて理にかなったシステムだと感心させられます。

そして、三つめの「余裕」を生み出す――、これは私としては、もっとも強調したい朝食の効果です。

朝食をしっかり「おいしく」楽しんでとる。そのためには、少なくとも10分、15分は、食卓に向かって、落ち着く時間が必要です。

じつは、その10分、15分が、その日１日の私たちの「余裕」のもとになってくれるのです。

朝食を抜いて、血流も下がり、ぼうっとした頭のまま、ばたばたと慌ただしく１日を始める。そのとき、自律神経のバランスはきわめて乱れています。しかも、いちど乱れた自律神経をリカバリーするのはかなり大変ですので、その日1日、自律神経が乱れがちのまま終わってしまう。そんな日は、パフォーマンスを発揮できるどころか、仕事上でも思わぬミスをしたり、さまざまな嬉しくない結果を招いてしまいます。

よく、「今日はツイてない」とか「何をやってもうまく行かない」――と思う日がある人は、とくに朝食の「余裕」を意識してみてください。

仕事上でのうっかりミスがつづいたり、仕事以外でも、何をやってもうまくいかない、それは運のせいだけではなく、自律神経の乱れが引き起こした結果であることも多々あるからです。

しかも、自律神経が乱れた人からは、素敵オーラも出てきません。

私自身、もともとは交感神経が高いタイプで、ちょっとしたことでカッとなったり、イライラしたりしていたのですが、朝の「余裕」を意識するようになってから、イライラすることがほとんどなくなりました。

すると、仕事上でのパフォーマンスが上がっただけでなく、人間関係も、以前よりずっと快適でストレスのないものになりました。

「余裕」のない人からは、素敵オーラは出てきません。

素敵でカッコいいオーラは、「余裕」から生まれるものです。

だとしたら、朝食を抜くということがどんなにもったいないことか、よくわかっていただけると思います。

朝食は、1日のエネルギーとパワーを補給するだけでなく、自律神経を整え、パフォーマンスを上げ、素敵オーラのもとになる「余裕」を生み出してくれるもの。

だからこその「パワー・ブレックファースト」であり、「朝食は金」であるのです。

腸内の「善玉菌」を増やしてくれるヨーグルトや発酵食品

最近は、「体にいいもの」という情報も氾濫していて、それをあまり気にし過ぎると、かえってストレスになってしまいます。

ですから、「腸内環境を整える」「ストレスフリーの最高の食事術」においては、あまり細かくビタミンやミネラルの種類を考えることは、あえて避けたいと思います。

ただし、一つだけ、腸内環境を改善するには、「発酵食品」と「食物繊維」を積極的にとればいいということは、頭のどこかに置いておいてください。

でも、それはなぜなのでしょうか？

私たちの腸内には、1・5キログラムもの腸内細菌がすんでいます。そのうち、消化・吸収を助けてくれたり、免疫機能を高めてくれるのが、いわゆる「善玉菌」です。一方、毒素を発生させたり、病原菌を増殖させたり、腸の炎症を引き起こしたりするのが「悪玉菌」です。

腸内環境を改善させるためには、いかに「善玉菌」を増やし、「悪玉菌」を減らせるかにかかっているわけです。

とはいえ、「悪玉菌」をすべて減らすということはできません。

どんなに腸内環境が整って、きれいな腸の人であっても、「善玉菌」が2割、「悪玉菌」が1割、そして、腸の状態によって、善・悪、どちらにも転んでしまう「日和見菌《ひよりみきん》」が7割、このバランスです。

それが、不規則な食事、ストレスや睡眠不足、暴飲暴食、喫煙などで、「日和見菌」が「悪玉菌」に転じてしまうと、腸内環境が途端に悪い状態になり、便秘や下痢だけでなく、消化・吸収も悪くなってしまいます。

すると、体のなかでは、さまざまな不具合が起こってきます。

まずは、血液の汚れです。

腸でうまく排出できなかった食べ物のカス＝毒素が、「門脈」と呼ばれる血流に乗って肝臓に行き、そこから心臓に行き、さらには全身に回ってしまう。つまり、質の良いきれいな血液ではなく、毒素で汚れた血液が回る。その結果、太りやすくなるだけでなく、肌荒れ、髪のパサつき、老化、さらには全身がだるくなって疲れやすくなってしまう。

しかも、腸内環境の良しあしは、自律神経のバランスに直結していますので、腸内環境が悪くなると、途端に、自律神経も乱れてしまいます。

慢性的な便秘や下痢などを抱えている人は、ストレス耐性も弱くなりますし、集中力がなくなったり、気分が沈みがちになったり、つねにイライラしてしまう——という状態になってしまうのです。

では、どうしたら、増えてしまった「悪玉菌」を減らし、「日和見菌」を「善玉菌」に変えることができるのか？

そのための力強い味方が、「発酵食品」と「食物繊維」です。

なかでも、てっとり早く善玉菌を増やすためには、腸内で善玉菌に変わってくれる乳酸菌やビフィズス菌などの生菌をとるのが一番。

ですから、朝食のときに、生菌を添加したヨーグルトなどの発酵乳製品の食べ物を一つ加えるだけでも、それは、腸内環境の改善にとても役立つ「チカラめし」となってくれます。

また、ヨーグルトでなくても、微生物や酵素を利用してうまみや保存性を高めた発酵食品もおすすめです。

納豆、味噌、醤油《しょうゆ》、ナンプラーなどの調味料も、じつは酵素や微生物の宝庫ですし、チーズ、キムチ、梅干し、ぬか漬け、しば漬け、高菜漬けなどのお漬物も、乳酸菌がたっぷりです。

和食派なら、ごはんの朝食にカップ味噌汁、納豆、梅干しや漬物などをプラスするだけでも、それは「善玉菌」を増やし、腸内環境を改善してくれる「チカラめし」となります。

ちなみに、朝食に適しているヨーグルトですが、じつはその人の腸内環境によって、合うヨーグルトが違ってきます。

最近ますます、さまざまなタイプのヨーグルトが市販されていますが、いろいろ試してみて、どのタイプがより自分の腸内環境を改善してくれるのか、相性をチェックしてみるのもおすすめです。

1日100グラム、2週間～1カ月、同じ種類のものを食べてみて、便がバナナ状になったり、肌色が明るくなってきたり、疲れにくくなったり、良い睡眠がとれるようになったら、それは自分に合ったヨーグルトです。

さらに、たとえば毎日、ヨーグルトを食べていくなかで、「お腹が張る」という症状が出ても、それは腸内環境が変わってきたサインで、異常ではありません。その症状は、3～4日で治まります。逆に3～4日しても、まだその状態がつづくようであれば、そのとき初めて「自分には合わない」と判断して、別のヨーグルトに変えてみてください。

とはいえ、ヨーグルトが苦手な人は、もちろん無理に食べつづける必要はありません。チーズや納豆や味噌汁など、ほかの発酵食品から好きなものを選んで、「おいしく」楽しんで食べることが一番です。

ちなみに、ハチミツなどに含まれる「オリゴ糖」も、「善玉菌」の大好物な餌。腸内環境を改善してくれる強い味方です。

食物繊維は腸をきれいにしてくれる掃除役

便秘の特効薬と言えば「食物繊維」。

腸のなかで、さまざまな老廃物、食べカスをくっつけながら、便の主材料になってくれる「食物繊維」は、言ってみれば、腸の掃除役。

これは、人間の消化酵素では消化されにくい栄養素の総称で、大ざっぱに言えば「不溶性食物繊維」と「水溶性食物繊維」の二つに分けることができます。

不溶性食物繊維の特質は、腸のなかで水分を吸って膨らむこと。一方、水溶性食物繊維は、水に溶けて便をやわらかくしてくれます。

ですから、便秘中に不溶性食物繊維をたくさんとると、逆に、お腹が張って苦しくなることもあります。

それはなぜかというと、不溶性食物繊維の刺激で、腸のぜんどう運動が起こり、たまっていた便の水分が吸収されるため、便が硬くなってしまい、ますます出にくくなってしまうからです。

ちなみに、不溶性食物繊維を比較的多く含んでいる食品は、バナナ、ごぼう、こんにゃく、オクラ、枝豆、たけのこなどの野菜や根菜類です。

一方、水溶性食物繊維を多く含んでいる食品は、海藻、きのこ類、じゃがいも、山いも、里いもなどの芋類、麦、小麦胚芽や全粒粉入りのパンやシリアルなどです。

とはいえ、「水溶性」「不溶性」を細かく覚える必要はありません。不溶性、水溶性ともに豊富に含んでいるキウイ、リンゴ、ミカンなどの果物をはじめ、ほとんどの野菜、海藻、果物には、不溶性、水溶性の二つの食物繊維が共存して含まれていますので、できるだけ「海藻」「野菜」「果物」「きのこ類」を積極的にとる、という意識を持つだけで十分です。

たとえば、お味噌汁の具をワカメにしてみたり、ヨーグルトにキウイなどの果物をプラスしてみたり。納豆に、メカブやもずくをプラスしてみるだけでも、それは腸を掃除し、腸内環境を改善してくれる「チカラめし」となります。

ちなみに、最近、コンビニなどでもよく手に入るプルーン、パパイヤ、あんず、なつめ、いちじく、マンゴーなどのドライフルーツも、じつは食物繊維がたっぷりで、きれいな腸づくりの強い味方です。

ですから、ヨーグルトにドライフルーツをプラスするというのも、「腸内環境」の改善には、お手軽かつ効果の高い、おすすめの朝食メニューの一つです。

サラダが苦手な人は好きなドレッシングを見つける

腸内環境の改善のためにも、できれば積極的に野菜をとりたい。

また、消化に良く太りにくい食べ方という意味でも、炭水化物やお肉や魚などより先に、まず「生野菜」を食べることは、血糖値の急激な上昇を防いでくれるので、とても有効です。

とはいえ、サラダが苦手という男性は、案外、多いと思います。私自身もじつは、野菜が大の苦手で、とくに生野菜のサラダは、できれば食べたくない大嫌いなものの一つでした。

自律神経を研究する医師として、いくら体にいい、腸内環境にいい、自律神経にいいとわかっていても、野菜は食べたくない。けれど、やっぱりバランスは気になります。

そこで思いついた方法が、自分の好きなドレッシングを見つけること。そのきっかけは、ある日、会食で出かけたレストランのサラダでした。

そのお店のドレッシングがとてもおいしくて、自分でも驚くくらい苦手なはずのサラダも「おいしく」楽しんで食べることができました。

早速、近所のスーパーで、そのレストランで食べたイメージに近いドレッシングを探して、それからは、どんな生野菜にも、そのドレッシングをかける。そうすると、あんなに嫌いだったはずのサラダが、毎朝、毎晩、

「おいしく」楽しんで食べられるようになりました。

ちなみに、私の好きなドレッシングは、すりおろし玉ネギの入った醤油ベースのものですが、お好みで別に何でもいいと思います。

野菜、とくに生野菜のサラダが嫌いな人は、「これさえかければ食べられる」という自分好みのおいしいドレッシングを見つけるのは、手軽かつ楽しい、おすすめの食べ方の一つです。

オリーブオイルや亜麻仁油は便の潤滑油

油というのは、カロリーが高い＝太るというイメージが強いですよね？

ですから、ダイエットのために油ものを控える、油抜きの食生活をしているという人の話もよく耳にしますが、私はそれにも違った意見を持っています。

腸内環境を良くして、自律神経を整える「最高の食事術」としては、むしろ、上質な油はとったほうがいい。

なぜなら、油脂というのは、便の潤滑油にもなってくれるからです。

たとえば、おすすめは、酸化されにくいオレイン酸をたっぷり含んだオリーブオイルや亜麻仁油です。

これらは、腸のなかで、便の潤滑油になって便秘を防いでくれるだけでなく、ポリフェノールなどの抗酸化物質も豊富に含み、それが、「悪玉コレステロール」を減らし、細胞の老化を防ぐ作用もしてくれると言われています。

また、腸内の炎症を抑え、善玉菌を増やし、血液の流れを良くして腸内環境を整える働きもしてくれるからです。

目安は、朝食の際にスプーン1杯。もちろん、オリーブオイルも亜麻仁油もカロリーはありますが、朝は代謝もいいですから、スプーン1杯くらいの油のカロリーは、「ダイエット」という意味でも、まったく問題ありません。むしろ、積極的にとったほうが、腸がよく働き太りにくくなります。

ただし、いくら油が便の潤滑油にいいといっても、酸化した油脂やトランス脂肪酸は、なるべくなら避けてください。

空気に長く触れたり、加熱されて酸化した油脂は、体内で「過酸化脂質」というものに変わり、それがいわゆる悪玉コレステロールを増やしてしまい、腸内環境を悪くし、自律神経の働きを乱してしまうからです。

ちなみに、マーガリンやショートニング、加工油脂に含まれているトランス脂肪酸も、過酸化脂質と同じ作用をするので、なるべく避けたいものの一つです。

ですから、オリーブオイルであれば、加熱処理されていないエキストラバージンオリーブオイルが、よりおすすめです。

とはいえ、外食をするときまであまり神経質になっても、それがストレスになり、食事の楽しさが半減し、結果、「チカラめし」とは違ってしまいます。

なるべくなら、朝食の前に、オリーブオイルか亜麻仁油をスプーン1杯を目安にとる。もちろん、サラダのドレッシングに混ぜるのでもかまいません。

いつもの朝食に、スプーン1杯の油。それだけで便秘を防ぎ、腸内環境を良くし、自律神経を整える、よりバランスのとれた「チカラめし」になってくれます。

チカラめしをコントロールする目安は体重

どんな食べ方をすれば、ストレスフリーかつ、心身のパフォーマンスを劇的にアップさせる「チカラめし」になるのか？

その目安になるのが体重です。

食事の効果は、すぐ目には見えません。

「これを食べれば、自律神経にプラス80点」とか、その効果が数字ではなかなか見えてこない。そこがネックになるから、つい極端なダイエットに走ったり、さまざまな健康法に翻弄されてしまうのです。

でも、体重は正直です。自律神経を乱すような良くない食べ方をしていると、かならずそれが数字に表れます。

ですから、毎朝、体重計に乗って、現状の体重をチェックすること。プラスマイナス２キロを目安に、自分の体重を管理すること。

さらに言えば、基本的には自分のベスト体重、私の場合で言えば、毎日ラグビーの猛練習に明け暮れていた高校・大学時代の体重は65キロですが、そのベスト体重からプラス５キロまでを維持するよう食事を調整する。

そうすれば、よりストレスなく、好きなものを「おいしく」楽しんで食べる、いわゆる「最強のチカラめし」の食べ方が、より簡単にラクにできるようになります。

たとえば私の場合で言えば、朝、体重計に乗って、65キロを超えていたら、その日は、朝４：昼３：夕３という配分を意識して、とくに夕食は抑えめに、腹五分くらいにします。

量は腹五分にしても、そのなかに自分の食べたいもの、大好きな一品はかならず入れます。そうすれば、ストレスフリー。量は抑えても、食事の楽しみはまったく減りません。

つまり、朝の体重を目安に、その日の朝：昼：夜の食べ方の配分を調整する。そうすれば、誰でもストレスフリーで、自律神経を整えながらベスト体重をキープできるようになります。

ちなみに私も、この食べ方で、焼肉、マック、ラーメン、トンカツなど、好きなものをガマンすることなく楽しんで食べながら、体重はつねに高校・大学時代の65キロをキープしています。

さらに、ここでいま一度、自律神経を整える最高の食事術において、「なぜ体重が目安になるのか？」について、ご説明しておきたいと思います。

ここ数年、さまざまな健康法、ダイエット法においても「体温の管理」が注目されていますが、私は、体温よりも体重のほうが、より重要かつ身近な目安になると思っています。

たしかに体温は高いほうが、がんになりにくいというデータがあります。けれども一方では、長生きをしたければ体温は下げておいたほうがいいというデータもあるのです。

つまり、体温というのは一概に、高いほうがいい、低いほうがいいとは判断しづらい。しかも、「体温管理」というのは、医師ではない一般の人にとってはなかなか難しいものです。

一方、「体重管理」というのは、比較的簡単です。しかも体重は、体重計に乗りさえすれば一目瞭然、客観的に数字としてわかります。

たとえば、たった1日、2日のあいだに、以前より3キロも4キロも増えてしまった。そうすれば、「あ、食べ方を間違えて、自律神経が乱れているな」と、数字として目に見えて納得することができます。

朝、体重計に乗るという習慣は、日常のなかで唯一、現在の自分の心身の状態を、数字で冷静に見極められる行為でもあるのです。

ですから、毎朝1回、体重計に乗ること。

そして、もしベスト体重から2キロ以上増えてしまっていたとしたら、それは不規則な生活やストレス、暴飲暴食や運動不足などに起因する自律神経の乱れによって、腸や肝臓などの働きが鈍り、新陳代謝が鈍くなっているシグナルです。

また、いつもと変わらぬ食生活を送っているのに、短期間で急激に体重が落ちてしまったとしたら、それも、やはり心身のどこかで不調が起こっているシグナル。その場合は、ぜひ、なるべく早く健康チェックを受けてください。

つまり体重とは、私たちの体だけでなく、食生活を含めた、いまの仕事ぶりや生活ぶり、心身のパフォーマンスの充実度を100%客観的に映し出してくれる鏡でもあるのです。

毛嫌いせずに、面倒くさがらずに、ぜひ有効活用してください。

とはいえ、もちろん神経質になり過ぎる必要もありません。毎日何グラム増えた、減ったというのではなく、1日、1週間、1カ月単位で、プラスマイナス2キロを目安に体重管理をする。そのポイントは、やっぱり朝です。

ぜひ、毎朝、体重計に乗ることを、朝の必須習慣にしてください。

そして、朝の体重が増えていたら、その日の朝：昼：夕の配分を調整して、夕食を一番控えめに、そして、できることなら、夕食を食べる時間を極力早めにする。

それだけで、これまで太り過ぎていた人も、誰でも、痩せることができます。2～3カ月もすれば、ストレスフリーで、むしろ心身のパフォーマンスをどんどん上げながら、自然にベスト体重に戻せているはずです。

第2章

自律神経のバランスアップ昼めし術でつくる「疲れない体」

昼食は自律神経を整える「中継ぎ」ピッチャー

朝の「チカラめし」で、心身ともに余裕を持った1日をスタート。午前中にしっかりと集中できて乗ってくると、ついつい昼食抜きで、夜まで突っ走りたくなってしまいます。

けれども「疲れない体」をつくるためには、やはり昼食抜きは好ましくありません。また、午後からの仕事のパフォーマンスにおいても、昼食はとるべきです。

つまり昼食とは、野球にたとえれば、その日1日を勝利に導く、大切な「中継ぎ」ピッチャー。

さらに言えば、ランチタイムとは、自律神経を整えるための絶好の「バランスアップタイム」でもあるのです。

そして、昼食でのポイントも、一番は食事を楽しむことです。

どんなにやる気満々であっても、仕事のことはひとまず置いておいて、とにかく昼食で、「おいしい」ものを楽しんで食べることに集中すること。

なぜなら、何か別のことを考えながら食べていると、胃液の分泌も腸のぜんどう運動も弱くなり、うまく消化できなくなってしまうからです。

そうなると、せっかくとった食事が心身のエネルギーに変わってくれませんし、胃もたれ、腸内環境の悪化などを引き起こし、せっかく朝に整えた自律神経のバランスを乱してしまうことになってしまいます。

ちなみに、「食べることに集中する」というのは、それだけで、自律神経を整える効果もあります。

近年、にわかに注目されてきた心理療法の一つに、「マインドフルネス」というものがあります。

それは簡単に言えば、過去の後悔や未来への不安を手放し、「いまここにある現実だけに目を向けて」心を安定させる――、いわゆる「瞑想《めいそう》」を、ごく手軽に、身近にした手法です。

たとえば、呼吸であれば、とにかく自分の呼吸に意識を集中し、「いま、鼻から息を吸っている」「その息が肺を膨らませ、いま腹の辺りも膨らんできた」「そして少しずつ、口の先から吐き出している」――というふうに、とにかく呼吸だけにゆっくり集中する。

そうすると、さまざまなストレスや考えごとなどで乱れていた自律神経が整い、ふしぎなくらい体が軽くなり、心が穏やかに、頭も冴《さ》えてきます。

つまり、雑念がなくなるわけです。

「最高の食事術」における「バランスアップ昼めし術」でも、まずは、「おいしい」ものを楽しく集中して食べるということが、第一のポイントです。

それでも、昼食をとりながら、つい「あ、今朝は、あれをし忘れていた」とか「ああ、午後は、まだまだ仕事が山積みだな」とか、さまざまな雑念が浮かんできたら、ぜひ、マインドフルネスをやってみてください。

まずは、食べ物の見た目、匂い、味、食感を、一つひとつ、順番に、集中して味わう。そして、たとえば人気テレビドラマ『孤独のグルメ』の主人公のように、自分の心のなかでそれを実況中継するのです。

いつの間にか頭の中をぐるぐる回っていた雑念がすっかり消え去り、心のなかは、食事の楽しさで豊かに満たされていきます。

しかも、この『孤独のグルメ』＝「マインドフルネス式食べ方」をすれば、自然にゆっくりよく噛んで食べるようになり、消化・吸収＝腸内環境も良くなり、一石二鳥。

その昼ごはんは、最高に自律神経をバランスアップしてくれる、頼りになる中継ぎ＝「チカラめし」になってくれるというわけなのです。

疲れない、眠くならない昼食のとり方

昼食は、自律神経のバランスアップのために大事な中継ぎピッチャー。

とはいえ、あまり量をとり過ぎると、胃腸に負担がかかって疲れますし、

さらに副交感神経が優位になり過ぎて、眠くなってしまいます。

ですから、私の周りでも、昼食後の打ち合わせや会議は、どうも眠くなって困るという声をよく耳にします。学会などでも、午後になると、ついうつらうつら、居眠りをしている人の姿を目にします。

ちなみに、これは自慢というわけではないのですが、私は、午前、午後にかかわらず、どんなに退屈な会議でも居眠りしたことがありません。知人のドクターから「どうしたら、そんなふうに寝ないでいられるのか？」と聞かれることも、よくあります。

なぜ、私がどんなに退屈な午後の会議でも、つねに居眠りせずにいられるのか？

それは、疲れない、眠くならない昼食のとり方をしているからです。

昼食後、何となく頭がぼんやりしたり、疲れたり、体がだるくなる、あるいは睡魔に襲われて無性に眠くなってしまう一番の原因は、副交感神経の働きが急激に活発になることです。

食事をすると胃腸が活発に動きます。そうすると、胃腸に血流が集中して、頭に血が行かなくてぼうっとしてしまう。それだけでなく、胃腸が動くことで、急激に副交感神経が優位な状態になる――。

クルマにたとえれば、アクセルではなく、ブレーキを思いきり踏んだ状態です。ですから、眠くなるのは当たり前。心身が急激に弛緩＝リラックスの状態になってしまうからです。

けれども、昼食をとる際、ほんのちょっと工夫をして副交感神経の働きの上がり具合をコントロールすれば、食後の疲れや眠気を抑えることが可能です。

疲れない、眠くならない、昼食のとり方のポイントは二つ。

一つめは、食べる前にコップ1～2杯の水を飲むこと。

二つめは、「腹六～八分目」の量を、できるだけゆっくりよく噛みしめながら食べること。

じつは、それだけで、昼食を疲れない、眠くならない「チカラめし」に変えることができます。

でも、それはなぜなのでしょうか？

食事をすると、誰でも副交感神経が優位になります。けれども、副交感神経が優位になるのは、じつは食後から。食事中は、「咀嚼《そしゃく》する」という行為も含めて体が活発に動いているので、体にとっては運動しているときと同じで交感神経が優位になります。さらに、「嬉しい」「おいしい」「楽しい」というメンタルも作用して、交感神経がますます優位になっていきます。

つまり、食事をしている最中は、クルマにたとえれば、アクセル全開の状態。昼食をとっている最中に眠くなったという人は、ほぼいないはずです。むしろ、食べている最中はアクセル全開で、やる気も全開――。けれども、二つのポイントを押さえずに、ただ無意識に食べたいものをがつがつ早食いしてしまうと、食べ終わって、胃腸などの消化器官が働き出した途端にさっきの元気はどこへやら――、ガクンと疲れて、眠くなってしまう。

それはひと言で言えば、食事をすることで交感神経が一気に優位になる、けれども食後に消化器官が動き出すことで、一転、副交感神経が優位になる、この「急転換」が、昼食後の疲れと眠気の最大の原因なのです。

とすれば、自律神経の急転換を防げば、心身のパフォーマンスを維持したまま、疲れも眠気も防ぐことができる。

そのためのポイントが先の二つです。

ここで少し医学的なメカニズムをご説明すると、食事の前にコップ1〜2杯の水を飲むことで、「胃結腸反射」が誘発されて、腸が動き副交感神経が優位になります。

また、ゆっくりよく嚙んで食べることで、食べているあいだから徐々に副交感神経が優位になってくれます。

すると、食後に一気に副交感神経が優位に急転換すること（＝食事によって交感神経が一気に優位になったことへのリバウンド）を防ぎつつ、交感神経の働きの急上昇を抑えながら、ゆるやかに副交感神経を優位にすることができるというわけなのです。

さらに、昼食を「腹六~八分目」に抑えるというのは、とくに「疲れない」というために効果を発揮します。

腹いっぱい、満腹まで食べてしまうと、どうしても消化・吸収に大量の血液が使われて、脳の血流が不足してしまいます。

昼食をがっつり食べ過ぎた日は、頭がぼうっとしてしまい、その後、仕事に集中できなかったという経験をしたことのある人は少なくないと思いますが、それは、脳の血流不足が最大の原因です。

ですから、たとえ退屈な打ち合わせや会議がなかったとしても、午後もパフォーマンスを維持しながら仕事に取り組むためには、昼食は腹六~八分目に抑えておくことがおすすめです。

とくに仕事の効率を上げたいときや、夜に会食などの予定が入って夕食の配分が多くなりそうだなという日は、昼食は「腹六分目」。

私も、これを守っています。

ちなみに、そんな日の私の昼食は、コンビニの納豆巻1個とカップ豚汁だけ。それで十分です。それでも、ゆっくりよく噛んで食べると、おいしく楽しく満足できますし、どんなハードスケジュールであっても、午後からのパワー不足を感じることはありません。

補足として、これもぜひ、「最高の昼めし術」のコツとして覚えておいていただきたいのですが、食事というのは、たくさん食べれば食べるほど栄養素が吸収されたり、パワーがつくというものではありません。

とくに体にいい栄養素の吸収力は、食事の量ではなく、腸管のコンディションで決まります。自律神経が整い、腸がよく動き、腸内環境が良ければ、たとえ腹六分目で抑えたとしても、午後の仕事や心身のパフォーマンスアップに必要な栄養とエネルギーは十分に吸収することができます。

つまり、疲れず眠くならず、午後からも素敵オーラを曇らせることなく、心身のパフォーマンスをアップさせ、さらに脳の回転を良くするためには、とにかく昼食の「早食い」「食べ過ぎ」を避けること。

とはいえ、どうしてもがっつり量を食べたい日は、ガマンしないで食べてももちろん大丈夫です。

ただし、そんなときも、食前の水を忘れず、いつもより時間をかけて、ゆっくりよく嚙んで「おいしい」ものを楽しんで食べること。

さらに、食べる順番を、生野菜→タンパク質→炭水化物にすること。

そうすれば、自律神経の「急転換」を防ぐことができ、「食べ過ぎ」からくるマイナスを最大限にリカバリーできるようになります。

昼食をとり過ぎないためには前もって半分に

「おいしくない」食事ほどの害はないのですが、やはり、炭水化物のとり過ぎは、「チカラめし」という意味でも好ましくありません。

また、朝、昼、夜、3食全部、炭水化物をがっつりとってしまうと、私の経験上でも、体重のコントロールが難しくなります。

ですから、3回の食事のうち、炭水化物をしっかりとるのは1回だけにするなどの工夫がおすすめです。この前にもご説明したように、そのほうが断然、午後の仕事がはかどります。逆に、短時間で、がっつり炭水化物メインの昼食をとると、交感神経の働きが急上昇し、食後、そのリバウンドで副交感神経が一気に優位になってしまいます。すると、疲れて眠くなり、午後は使いものにならない――という結果を招いてしまうのです。

理想は、朝、ごはんでもパンでも炭水化物をしっかりとって、昼は軽めのものをゆっくり食べて腸を穏やかに動かす――という食べ方です。

とはいえ、昼食も、炭水化物がっつりの好きなものを食べたいという日もきっとあると思います。

カレーライス、かつ丼、そば、うどん、ラーメン――、私も大好きです。どうしてもそういうものが食べたくなったら、ガマンすることなく食べるようにしています。

ただ、少しだけ工夫をします。たとえば、そば、うどんだったら、最初から麺を半分にして、スープは飲まない。

カレーライスも同じで、食べる前から、ルーもごはんもお皿のなかで、半分に分けておきます。

大学病院の学食で、日替わり定食を頼むときでも、ごはんは最初から半分に。いまでは、学食の人たちも、私の顔を見たら、言わなくてもごはんを半分にしてくれるようになりました。

食べる前から、半分に分けておく。

この方法は、一見、強い意志が必要のように思われますが、やってみると、じつはまったくそうではありません。

なぜなら、「食べたい」「おいしい」という感覚は、じつは最初のひと口ふた口で満たされているもので、後は、「全部食べなくては満足できない」という錯覚で食べているだけだからです。

ですから、昼食を、午後の自律神経のバランスアップ、心身のパフォーマンスアップのための「チカラめし」にする食べ方のポイントの一つは、「最初から半分に分けておく」ということです。

そうすれば、特別に強い意志がなくても、誰でも、「おいしく」楽しんで食べながら、ちゃんと半分残すことができて、しかも満足感、幸福感も十分得られるようになります。

さらに、昼食のとり方をより質の高いものにし、ランチタイムを心身ともに充実させる時間に変えるもう一つのポイントは、「無理に食べない」ということです。

いくら「朝：昼：夕の3食をとるのがベスト」だといっても、その日の体調や気分によっては、「今日は、お昼は食べたくないな」という日も、きっとあると思います。

そんなときは、食べなくても大丈夫です。

周りを見ていると、お昼休みの時間になったからと、なんとなく惰性で、それほど食べたくないのに社員食堂に行ってしまったり、行きつけの定食屋さんに行ってしまうという人も多いですが、そんなふうに無理に食べる昼食ほど、自律神経にとって害のあるものはありません。

だったら、（これはあくまで私の場合ですが）コンビニの納豆巻とカップ豚汁で十分。量は少ないですが、発酵食品、タンパク質、野菜など、バランス良くとることもできます。

しかも、食べ終わった後、デスクまわりの片づけでもストレッチでも何でも、ゆっくり自分の好きなことをする時間もとれます。

ですから、食べたくないときまで、無理に昼食をしっかりとる必要はありません。

昼食に限らず、本書の「自律神経を整える最高の食事術」のポイントは、食べたいときに食べたいものを食べることです。

とくに昼食は、3食のなかでも、一番軽めに適当にしても、ストレスフリー、まったく問題はないのです。

ただし、昼食をまったく抜いてしまうというのは、やはり避けていただきたいなと思います。

私の場合の納豆巻、カップ豚汁のように、ちょっとくらいは食べたほうが、午後からのパフォーマンスにおいても、体重のコントロールという意味においても、ぜったいにいい結果につながります。

それは、なぜか？

昼食を抜いたまま夕食を食べると、血糖値が急激に上昇してしまい、夕食でとったカロリーが、エネルギーとしてうまく代謝されずに、そのまま脂肪として体内に蓄積されてしまうからです。

「おいしくない」食事は悪影響だらけ

私は本書で、繰り返し「ストレスフリー」「好きなものを『おいしく』楽しんで食べる」ということを「最高の食事術」のポイントとして指摘しています。

それは、つまり、「おいしくない」食事を無理にとりつづけるほど、自律神経のバランスアップに悪影響があるものはないからです。

そもそも食事とは、本来、楽しいものです。

生命を維持するために必要なエネルギーや栄養素を摂取するというだけでなく、仕事や人生や人間関係や友情や恋愛を、より豊かに充実させるためのモチベーションを高めてくれる豊かでしあわせなものです。

ですから、私は「食事術」においても、「これはダメ」「あれはダメ」というような細かなことは、極力、言いたくありません。

なぜなら、**それがどんなに「体にいい」食事であったとしても、『おいしくない』食事は、それだけでストレスになり、結果、腸内環境の悪化や血流の悪さにつながり、何よりも自律神経のバランスをダウンさせてしまうからです。**

そして、これもぜひ頭に置いておいていただきたいのですが、「ストイックな生き方（食べ方）は、きれいな腸をつくらない」のです。

「第2の脳」と呼ばれる腸は、自律神経の働きにダイレクトに関わっているだけでなく、精神的な影響を受けやすい器官です。

たとえば「仕事や人間関係のストレスで便秘になった」「大事な会議やプレゼンの前は、いつもプレッシャーとストレスで下痢になってしまう」というのも、腸が精神的なダメージを受けやすい証拠です。

そのメカニズムをごく簡単に説明すると、以下のようになります。

「ストイックになり過ぎる→できなかったときに自己否定や自己嫌悪に陥ってストレスが増える→腸内環境が悪くなる→自律神経が乱れる」

そして、自律神経が乱れると、まさに体にとっても、悪影響ばかりです。

それはなぜかというと、ストレスや精神的ダメージによって腸の状態が悪くなると、副交感神経の働きが下がり、その結果、血管が収縮して、末《まっ》梢《しょう》まで血液が流れにくくなって、血液はドロドロになり、全身のあらゆる器官、細胞が、どんどん調子を悪くしてしまうからです。

いま、世の中には、じつにさまざまなダイエット法、食事法があります。しかし、残念ながら、その多くは、自律神経にとって好ましいと言えるものではありません。

炭水化物を食べなければ誰でも痩せます。

油や炭水化物を抜いても、誰でも痩せます。

でもそれでは、炭水化物や油が大好きな人にとっては、ストレス以外の何ものでもありません。

現代社会に生きていると、ただでさえいろいろなストレスに晒《さら》されます。そのストレスを解消してくれるものの一つが、「おいしい」食事です。

それなのに、そんな食事の楽しみさえガマンして、さらに「あれはダメ」「これもダメ」というような、新たなストレスを加えるというのは、私から見れば、まったくの愚行、ナンセンスです。

しかも、ストレスがかかったままで食べると、そのカロリーは、すべて、脂肪のほうに行ってしまいます。

その意味で、それがどんなに体にいい食事であったとしても、「『おいしくない』食事は、悪影響だらけ」だというわけなのです。

最高の食事術において、一番大事なことは、「いかに腸内環境を整え、自律神経のバランスを整える食事をとるか」です。

その最大のポイントが、「おいしい」ものを楽しんで食べるということ。楽しんで食べてこそ、胃腸をはじめとした消化器官がより良く働いてくれますし、ひいては自律神経のバランスもアップし、安定し、結果、体重が増え過ぎることもなく、心身のパフォーマンスもアップします。

どんなに人からいいと言われても、それが自分にとっていいものであるかどうか、その判断に迷ったら、とにかく「おいしい」と「楽しい」を選ぶこと。

一見すると、ごくシンプルですが、「最高の食事術」のもっとも大事なポイントの一つなのです。

食事を抜いても痩せない理由

年を重ねるごとに、ウエスト回りが増えていく――、そんななかで、「痩せたい」と願っている人も多いと思います。

しかし、ここでのポイントは、「食事を抜いても痩せない」ということです。

自律神経のバランスが乱れると、心身にさまざまな悪影響が出ることは、これまでも述べてきた通りです。そして、じつは、「肥満」も、自律神経の乱れが大きな原因になります。

そう、これがいわゆる「ストレス太り」です。

肥満というと、食べ過ぎ、飲み過ぎ、運動不足によるカロリー過多が原因だと思われがちですが、最近の研究によって、「自律神経の働きの低下」も肥満を促進することが明らかになっています。

肥満の人、太っている人は、よく異常なほどに汗をかきますが、じつはあれも自律神経の働きが低下していることが主な原因です。

自律神経全体（交感神経・副交感神経とも）のバランスが低下してしまうと、体の組織が水分をうまく吸収できなくなるので、せっかくとった水分が汗となって体の外に出てしまうのです。

それほど水分をとっているわけでもなく、暑いと感じているわけでもないのに、いつも大量の汗をかいてしまう。

そういう人は、自律神経全体のバランスが落ちてしまっていると思って、まず間違いありません。

では、どうすれば、低下してしまった自律神経のバランスをアップさせ、肥満体質から、痩せ体質に変わることができるのか？

その二大ポイントは、やはり、「食事のとり方」の見直しと運動です。運動については、この後の第4章で詳しくご紹介しますが、まずは食事です。

できれば1日3食、規則正しく、バランス良く「おいしい」ものを楽しんで食べる。ストレスフリー。これが一番です。

そのうえで、どうしても肥満が気になる人は、つねに「腹六〜八分目」を心がける。そうすれば、とくにカロリー制限を意識しなくとも、1日の摂取カロリーも自然に80〜60％に抑えられるようになります。

ただし、早く痩せたいからといって、食事を抜くのは逆効果です。てっとり早いダイエットというと、「断食」「食事の回数を減らす」という方法に走る人も多いですが、食事を抜くと腸が動かなくなるので、自律神経のバランスがますます乱れ、かえって肥満体質を促進してしまいます。

食事を抜く→腸が動かなくなる→自律神経のバランスがますます低下する。

そうすると、腸管の消化・吸収力が落ち、腸内環境が悪化し、ドロドロの汚い血液しかつくることができなくなり、結果、全身の器官、細胞のエネルギー低下とともに内臓脂肪の蓄積を招いてしまうことは、これまでもご説明してきた通りです。

「断食」や「食事抜き」のダイエットで一時的に体重が落ちるのは、内臓脂肪をはじめとする脂肪が落ちたのではありません。健やかな心身に必要な、水分、筋肉、骨が痩せてしまっているだけなのです。

ですから、ダイエットをやめた途端に、ますます肥満体質が悪化してしまう。

その意味で、私は、食事を抜いて痩せるというダイエットは、まったくおすすめできないのです。

腸内環境を改善するためにも、自律神経の活性を取り戻すためにも、1日3食がベスト。そのなかで、昼食も大切な「中継ぎ」であることを、いま一度、ぜひ頭に入れていただきたいと思います。

太っている人の自律神経は全体的に低下している

飽食、食べ過ぎ、カロリー過多の問題がかまびすしく叫ばれている現代社会。

しかしながら、私たち日本人の平均摂取カロリーは、じつは、食料不足だった戦後まもないころとほとんど変わらないという統計が出ています。

それなのに、なぜ、いま、生活習慣病、メタボリックシンドロームの人が増えているのか？

それは、もちろんクルマの普及、交通インフラの整備などによる運動不足もありますが、私はやはり、ストレスからくる自律神経の乱れ＝腸内環境の悪化が大きな原因をしめていると考えています。

実際、太っている人の自律神経を計測してみると、ほとんどの人が自律神経全体のバランスが低下しています。

なかでも、交感神経が異常に優位で、副交感神経の働きがいちじるしく低下してしまっている人が、かなりの数になっています。

腸を動かしているのは、自律神経のなかでも主に副交感神経です。

ですから、腸を動かし、腸内環境を改善し、メタボ体質から脱却するためには、「自律神経を整える最高の食事術」で副交感神経の働きを高め、ひいては自律神経全体のバランスをアップさせることがベストの策、一番の近道だというわけなのです。

とはいえ、自律神経全体のバランスアップのためには、もちろん、副交感神経の働きだけを高めればいいというわけではありません。

たとえば、腸内環境の悪化に直結する「便秘」で言えば、副交感神経の働きが過剰に高くても、交感神経が過剰に優位でも、便秘になります。

自律神経で大事なのは、バランスです。

先程も触れたように、メタボの人、太っている人の自律神経はバランスが乱れているだけでなく、交感神経・副交感神経ともに働きが低下しているパターンが、もっとも多いです。

そして、交感神経、副交感神経、どちらも高いレベルでバランスをとるためには、「腸内環境」を整えることが、一番の近道――。

ですから、本書の「食事術」も、最終的には、そこに集約していくことになります。

私はアスリートのパフォーマンスアップのための食事指導のときでも、基本的には、「腸内環境」のことしか言わないくらいです。

いかに「腸内環境」を整え、自律神経全体のバランスをアップさせるか？

これまでも記してきたように、それは決して難しいことではありません。どんな人でも、気づきさえすれば、ストレスフリーでできることなのです。

炭水化物抜きのダイエットでは脂肪は燃えない

食事抜きダイエットは痩せないということは、この前に記した通りです。

そして、さらにつけくわえれば、「炭水化物抜き」ダイエットも、医学的、自律神経的にも、あまりおすすめできません。

美容の世界でも、「炭水化物を抜くと、いったんは痩せても、結局は、脂肪が燃えない体になってしまって逆効果だ」というふうに言われています。

ところが「炭水化物抜きダイエット」のもたらす体への大きなダメージは、それだけではないのです。

炭水化物を抜くと、体のなかで必要な栄養素を吸収するのに欠かせない「グリコーゲン」が不足し、それを補おうとするために肝臓に急激な負担がかかります。

さらに、それがつづけば——最終的には、慢性の肝炎のような状態にもなってしまいます。

もちろん、朝、昼、夜、1日3食ともに炭水化物をがっつりとるというのは、やはり糖質過多になりがちで、体重をコントロールするうえでも、好ましい方法ではありません。

しかし、まったく食べないということになると、それはもう「チカラめし」ではなくなってしまいます。

疲れたり、体力が落ちてしまったとき、ごはんを食べると、にわかに元気が出るのは、炭水化物がエネルギーの源だからです。

そういう意味でも、「～抜き」「～ばかり食べ」という極端な食事法、ダイエット法は避けたほうがいいということ。

それよりも、1日3食の配分を工夫して、さらに食べる順番を工夫することが、ぜったいにおすすめです。

バランスの良い「おいしく」楽しい食事と適度な運動、それこそが、自律神経を整え、内臓の働きを高め、細胞の新陳代謝を高めてくれる。

つまりは、心身のパフォーマンスをアップさせ、外見的にも内面的にも素敵オーラを輝かせるポイントだということを、頭に置いておいてください。

夜に会食が入っていたら昼食のメニューで調整する

第1章でも述べたように、朝、昼、夕の食事配分の理想は、4：2：4。

しかしながら、仕事の都合などで夕食をとる時間が極端に遅くなったり、会食が入っている場合は、もう一工夫、必要です。

たとえば会食は、総じて高カロリーのメニューになりがちです。フレンチ、イタリアン、中華——太ることが心配だったり、血糖値やコレステロール値が気になる人には、頭を悩ませるようなメニューが勢ぞろいです。

けれども、せっかくの会食を、「あれもダメ」「これもダメ」と、あれこれ心配しながら食べるのは、ストレスがかかってしまって、「最高の食事術」にはなりません。

会食も、ストレスフリーで「おいしく」楽しんで食べる。そのために、あらかじめ朝・昼のメニューで調整すればいいのです。

会食のメニューでは、だいたい肉や魚などの動物性タンパク質、脂肪が過多になり、逆に生野菜などの野菜が不足しがちです。

だとすれば、会食のある日の朝・昼は、なるべく動物性タンパク質、脂肪を控えて、不足しがちな生野菜、食物繊維を積極的にとるようにする。たとえば、朝は果物や生野菜やヨーグルトとパン、昼は、そばやワカメなどの海藻が入ったお味噌汁など。

朝よりも昼をいつもより軽めの「腹五〜六分目」にする――。

そうすれば、夜の会食も、あれこれガマンすることなく、好きなものを「おいしく」楽しんで食べることができます。

また、夜に飲み会が入っていたら、とくに昼食は、アルコールの解毒を担う肝臓の働きを高めてくれる良質のタンパク質、腸内環境を良くする食物繊維を積極的にとるのが、おすすめです。ただし、お酒が中心になる飲み会では、アルコールに加え、脂の多い高カロリーのおつまみになりやすいので、できるだけカロリーは控えめに。

たとえば、低カロリー高タンパク質の鶏肉や魚介類、あるいは肝臓の働きを高めてくれるグリシンを多く含む豆腐や納豆などの大豆製品、またアルコールによって乱れがちになる腸内環境の改善に役立つ食物繊維の多い、ひじきやワカメなどの海藻類を。

とはいえ、もちろん、すべてこの通りにする必要はありません。いつもよりちょっと意識して、昼食のチョイスと量を工夫するだけで、腸内環境＝心身のパフォーマンスだけでなく、夜の飲み会の楽しさやダメージも、まったく変わってきます。

第3章

副交感神経の働きを高め「英気を養う」理想的な夕食術

自律神経の原料はタンパク質

副交感神経の働きを高め、腸内環境を整える。それが、つまり「英気を養う」夕食術のポイントです。

その前にこの第3章では、どの栄養素が、どんな働きをするのか、簡単にご説明しておきたいと思います。

まず、外見・内面ともに素敵オーラを輝かせ、心身のパフォーマンスを上げるためのすべての鍵とも言える＝自律神経の原料は、タンパク質です。

なかでも、積極的にとりたいのは、肉や魚、卵などの動物性食品に豊富な良質のタンパク質。

もちろん、大豆、小麦などに多く含まれる植物性タンパク質も体にはいいのですが、含まれている必須アミノ酸の種類、量などから見ると、自律神経の原料としては、やはり動物性タンパク質を、より積極的にとるのがおすすめです。

ベジタリアンの人に肉や魚を食べなさいということは強要しませんが、年を重ねてもなお、若々しくエネルギッシュな人、タフな人、長寿な人を調べてみると、なぜか「肉好き」「魚好き」の人が圧倒的に多いということも、動物性食品の良質タンパク質が自律神経の働きを高めているということの、一つの証明ではないかと私は考えています。

肉を食べると、がぜん、やる気やエネルギーが湧いてくるという声もよく聞きますが、それは、あながち錯覚ではないと思います。

ただし、一つ気をつけたいのは、肉や魚などの動物性食品には、脂肪がつきものだということ。

その脂肪が血液中で酸化すると、血液がドロドロになり、全身の細胞を老化させ、腸内環境を悪化させてしまう。

ですから、動物性食品がメインの食事をとるときは、油脂の酸化を防ぐ「抗酸化成分」を含んだものをいっしょにとることがコツになります。

とはいえ、それは簡単です。抗酸化成分は、野菜や果物に豊富だからです。抗酸化ビタミンのβ-カロテン、ビタミンC、ビタミンE、野菜や果物の赤や紫の色素、さらにはアク成分に含まれているアントシアニンやポリフェノールも、抗酸化成分です。

私も、ステーキや焼肉を食べるときは、かならず野菜をいっしょにとるようにし、食後のデザートは、できるだけ果物をチョイスするようにしています。

でも、それもやってみれば、それほど難しいことではありません。たとえば焼肉なら、タン塩にレモン、カルビにサンチュやキムチやナムル、それも野菜や果物の抗酸化成分を利用した、理にかなった食べ方なのです。

また、最近では、コンビニ食材もずいぶん進化して、健康を意識した品ぞろえも進んでいます。たとえば、冷凍ブルーベリーやバナナやミニトマト、生野菜のサラダや冷凍のカット野菜――、少しだけ意識を変えて、いつもと違う目線で棚をチェックすれば、「肉食」の脂肪からくるマイナスを補ってくれる抗酸化成分が豊富な野菜や果物は、じつはコンビニでも調達可能です。

ビタミンやミネラルは交感神経の興奮を抑えてくれる

ストレス社会に生きていると、交感神経が優位になりがちです。つねにイライラして、眠りが浅く、どれだけ寝ても疲れがとれない。

そんな人を調べてみると、だいたい交感神経の働きが異常に優位になっているので、改善するためには、交感神経の興奮を抑える栄養素を積極的にとることが大切です。

その筆頭がカルシウムです。

カルシウムは骨をつくる主成分ですが、じつは神経にも含まれていて、興奮を抑える働きをしています。

また、豆腐をつくるときに使うにがりの代表的な栄養素、マグネシウムも、交感神経の興奮を抑えて、自律神経を安定させてくれます。

さらに、豚肉などに多く含まれるビタミンB群も、別名「ストレス・ビタミン」と言われるほど、神経の安定に欠かせません。なかでも、青背魚に豊富なビタミンB6は、刺激を抑制する神経伝達物質の生成に関わっており、神経過敏、不眠に効果があると言われています。

アスリートやプロスポーツ選手が、試合の前にビタミンB群が豊富な豚肉や青背魚を食べるというのも、試合からくるプレッシャーやストレスからくる交感神経の興奮をしずめ、神経を安定させるためです。

ちなみに、カルシウムは、ちりめんじゃこ、しらすなどの小魚だけでなく、チーズや乳製品にも豊富に含まれています。

マグネシウムは、豆腐、納豆、豆乳などの大豆や大豆製品、雑穀、海藻などからとることができます。

温かい飲み物や食事で副交感神経の働きを高める

イライラしたり、疲れたとき、1杯のスープやお味噌汁、熱々のおでんやシチューなど、温かい飲み物や食事をとると、それだけでほっとして、落ち着いた気分になって、元気が出た――。そんな経験をした方も、多いのではないでしょうか？

じつは、それは気分だけの問題ではありません。**温かい飲み物や食事は、胃腸の血流を促し、それだけで副交感神経を活性化させてくれる効果があるのです。**

ですから、ストレス過多で、イライラしたり、不眠になったりしたときは、とくに1日をしめくくる夕食は、できるだけ冷たい飲み物や食事を避けて、温かい飲み物や食事を心がけると、副交感神経の働きが高まり、乱れた自律神経のバランスを整えてくれます。

私も、このことに気づいてから、朝の1杯の水以外、できるだけ冷たい飲み物をとらないように意識しています。

とはいえ、とくに夏の暑い日などは、どうしても冷たい飲み物や食事をとりたくなることもあると思います。

そんなときは、ぜひ、「酢」などの酸味を活用してください。

酢やレモン、梅干しなどの酸味をとると、胃腸が排泄《はいせつ》反射を起こし、副交感神経が活性化します。ですから、冷やし中華、冷製パスタ、冷やしそうめん、あるいは冷たいドリンクを飲むときも、ちょっと意識して、酢を足したり、レモンを搾ったり、酸味をプラスする。それが、冷たい飲み物や食事を「おいしく」楽しみつつ、副交感神経を優位にする食事術のポイントです。

昔からよく「疲れたときは酸っぱいものを食べると元気になる」と言われているのは、つまり、酸味が副交感神経を活性化して、自律神経のバランスを高めてくれるから起こる効果です。

さらに言えば、「オリーブオイル」や「ごま油」などの良質の油も、便通を良くして副交感神経の働きを高めてくれます。

昔の人は、それをよくわかっていて、疲れたときほど、酢などの酸味を利かせた副交感神経の働きを上げる食事をとっていました。

夏バテに梅干し、すだちなどの酸味を利かせた冷やしそうめん、あるいは酸味とごま油の利いた冷やし中華、トマトやレモンの酸味とオリーブオイルを利かせた冷製パスタ、キムチや酢の酸味を利かせた冷麺など——。国は違っても、人間の自律神経のメカニズムは同じ、そしてあらためて、昔から受け継がれてきた先人の食事に関する知恵＝食事術は、理にかなっていてすばらしいと感心します。

よく噛んで食べるだけで副交感神経が活性化

「早食いは肥満のもと」と、よく言われます。まさにその通り。早食いをすると、脳の「満腹中枢」が察知する前に食べ過ぎてしまい、いわゆる「大食い」「ドカ食い」になってしまうからです。

しかし、「早食い」のデメリットはそれだけではありません。よく嚙むことなく、ほとんど飲み込むかのようにガツガツ食べると、交感神経が過剰に興奮して、副交感神経の働きが低下します。すると、腸が動かず、消化・吸収が十分にできないため、余ったエネルギーがそのまま体脂肪になってしまうのです。

つまり、年を重ねれば重ねるほど、「早食い」の人に、肥満、メタボが多くなるのも、このメカニズムです。

若いうちは自律神経の働きが活発で、少々の「早食い」「大食い」もリカバリーできますが、男性は30歳、女性は40歳をめどに、副交感神経の働きがガクンと下がるので、「早食い」「大食い」のデメリットが、まっしぐらに肥満、メタボにつながってしまうのです。

ですから、まずは、よく噛んでゆっくり食べることです。

これはもしかしたら、夕食のトータルカロリーや量の配分を工夫する以上に、重要なことかもしれません。

少し前、ポップアーティストのマドンナなどの影響で、とくに女性のあいだで注目されていたマクロビオティックという食事法でも、「何を食べるか？」とともに「よく噛むこと」を最重要視していると聞いたことがありますが、それは美容ということだけでなく、自律神経的にも、まったく理にかなっていることなのです。

ゆっくり、よく噛んで食べると、まずは表情筋がゆるんでくれます。嘘《うそ》でもいいから「口角を上げて笑顔をつくると副交感神経が活性化する」のと同じ原理で、よく噛めば噛むほど、表情筋がゆるんで、副交感神経の働きを高めてくれます。

また、食べ物をゆっくり噛む、その「咀嚼のリズム」が、さらに副交感神経の働きを活性化してくれます。

副交感神経の働きが高まるにつれて、腸がより良く動くようになって、消化・吸収がスムーズになり、結果、腸内環境も良くなって、全身に質の良いきれいな血液が流れるようになります。代謝も上がり、余分な体脂肪が蓄積しにくい体に変わっていきます。もちろん、便秘も改善します。

これまでの章でもご説明してきたように、腸の働きが高まると、「必要な栄養素をとり入れ、不要なものは出す」という消化・吸収の機能が高まります。

すると、質の良い血液が肝臓に行くようになり、肝臓の機能が高まり、代謝も高まります。

つまり、夕食を「ゆっくり、よく噛む」というのは、たったそれだけで、副交感神経の働きを高め、腸内環境を整え、太りにくく、疲れにくい体に変えてくれる効果があるわけです。

ゆっくり食べることは、ストレスからくる暴飲暴食も防いでくれます。ゆっくり、よく噛むことで、表情はやさしく柔和になり、自律神経が高いレベルで安定する。結果、心まで満ち足りて安らかになって、ストレスからくるドカ食い、暴飲暴食にブレーキをかけてくれるのです。

そして、もちろん「ゆっくり、よく嚙む」ということの効果は、夕食だけに限りません。朝食、昼食、夕食、１日３食の食事を、ゆっくり、よく嚙んで、「おいしい」ものを楽しんで食べる。

ただ、それだけでも、自律神経のバランスは見違えるように変わって、外見的なカッコ良さやスマートさだけではなく、心身のパフォーマンスが見違えるように変わってきます。

しかも、最近の研究によれば、「よく嚙むこと＝咀嚼」は、それだけで脳を活性化する働きがあることもわかってきました。

だとすれば、「早食い」をつづけるのは、自分で自分のパフォーマンスや能力を落としてしまう、まったくもって、もったいないこと。

今日からでも、ぜひ「ゆっくり、よく嚙む」ことを始めてみてください。

食前に水、次に野菜料理から食べ始める

「ゆっくり、よく噛む」ことのメリットは、この前に述べた通りです。けれども、長年、「早食い」の癖がついてしまっていたり、交感神経があまりにも優位になり過ぎて、ガツガツ、短気になってしまっているときは、なかなか「ゆっくり」食べられないかもしれません。

とりわけ、夕食は、1日3食のなかでも、一番の食事であることが多いですから、頭ではわかっていても、食べ始めると、途端に早食いになってしまう——。そんな声もよく聞きます。

けれども、どんな早食いの人でも、交感神経が過剰に優位になってしまったときでも、自然に「ゆっくり、よく噛んで」食べられる、しかもより太りにくい食べ方にできる秘策があります。

それが、「食前に水」。

夕食の前にコップ1杯の水を飲む。すると、「胃結腸反射」が起きるので、胃腸が動き出し、副交感神経が活性化し、交感神経の興奮を抑えてくれます。ひらたく言えば、待ちに待った夕食を前にして、アクセル全開、「モーレツに食べたい」と興奮していた心身が、「ああ、おいしそうだなあ」というくらいに穏やかになってくれるわけです。

しかも、「コップ1杯の水」の効果で、胃腸もスタンバイOK。水を飲まないで食べ始める状態に比べると、消化・吸収のクオリティーが格段に良くなります。

夕食前に、たった「コップ1杯の水」を飲むことで、腸内環境も良くなって、副交感神経の働きも上がり、血流が良くなって、きれいな血液が全身をスムーズに循環するようになる――。つまりは、「いつもの夕食」が、格段に、「自律神経を整える夕食」に変わってくれるわけです。

そして、食前の水の後は、食べる順番です。

食事は、できれば「野菜料理」から始めること。なぜなら、野菜は飲み込むまでに噛む回数が多いので、自然にゆっくり食べることができるからです。

しかも、野菜料理は比較的カロリー・糖質が低いので、血糖値の急上昇も抑えられます。ですから、野菜料理、とりわけ生野菜から食べ始めると、それだけで、メタボや肥満予防になるというわけなのです。

野菜から食べ始めて、次は肉や魚料理、ごはんやパンなどの炭水化物も、ひと口ずつ、よく噛んでよく味わってから飲み込む。飲み込んでから、また次のひと口をよく噛んで味わう。とにかくひと口ずつ、それを心がければ、自然に「ゆっくり」になりますし、そのゆっくりの咀嚼のリズムが、副交感神経の働きを活性化させ、食事による交感神経の働きの急上昇をさらに抑えてくれます。

また、「よく噛む」ことは、じつは、外見的なことにも、嬉しいメリットをもたらしてくれます。よく噛むと、顔の表情筋がよく動き、それは言ってみれば「顔の筋トレ」的な効果があります。

ですから、1日3食、なかでも一番時間をかけることが多い夕食で、「ゆっくり、よく噛むこと」を心がけていると、いつの間にか表情が豊かに、魅力的になる効果も期待できるのです。

どんなに遅くとも夜9時までに食べ終える

副交感神経の働きを高め、腸内環境を整える夕食術では、食事をとる「時間」もポイントになります。

夕食をとる時間は、早ければ早いほどいい。もし夕食の時間がコントロールできるのであれば、夕方5時以降、早ければ早いほど、それは副交感神経のバランスを高める質の良い夕食になります。

ただし、朝、昼、夕、3食の間隔が、あまりに短過ぎるのは、好ましくはありません。なるべくなら、食べたものが小腸を通り過ぎるのに必要な「5時間」は空けること。たとえば朝7時に朝食をとったら、昼食は正午、夕食は夕方5時以降、なるべく早めにスタートする――。これが、もっとも理想的な朝、昼、夕、1日3食の時間配分です。それはなぜかと言えば、食事と食事の間隔が近過ぎると、腸にストレスがかかって、それだけ腸内環境が乱れてしまうからです。

そのうえで、最高の食事術における夕食のポイントは、「食べ終える時間」です。

いかに早い時間帯に夕食をすませられるか？

理想は、就寝の3時間前、夜9時までを目安に「おいしい」ものをゆっくり、よく嚙んで、楽しんで食べ終えてしまうこと。

そうすれば、たとえステーキを500グラム食べても、焼肉を10人前食べても太りません。朝、体重計に乗れば、それははっきり数字として表れます。ですから私も、「今夜は焼肉かステーキをがっつり食べたい」というときは、夕方5時とか5時半とか、できる限り早めにスタートするようにしています。

遅い夕食は、魚、赤身の肉、鶏肉などを「腹五分目」で

とはいえ、仕事や会食の都合で、どうしても夜9時以降に食事をとらなければいけないときもあります。

そうした状況になったら、そのときは、やはり、量を抑えることがコツになります。もし夜9時を過ぎる夕食であれば、目安は、「腹五分目」です。

そして、中身も軽めにすること。

消化しにくく、腸に負担のかかる揚げ物やラーメンなど、油っこい炭水化物メインのメニューは避けて、魚や鶏肉など、なるべく脂の少ないあっさりしたタンパク質と野菜を中心に。どうしても焼肉が食べたくなったら、カルビではなくハラミにして、ごはんを半分に。

そのうえで、先にご説明した「水↓野菜↓メイン」の順番を心がければ、

遅くなった夕食のデメリットを最小限に抑えることができるようになります。

ストレスフリーの夕食であれば疲れが残らない

若いときはわからないけれど、30歳をめどに、年を重ねるにつれて、夜遅く、暴飲暴食をした翌日は、みんなつらいはず。

それは、先にも繰り返しご説明したように、男性は30歳、女性は40歳をめどに、副交感神経の働きがガクンと下がってしまうからです。

ですから、若いころはまったくと言っていいほど平気だった深夜めし、あるいは深夜の暴飲暴食のダメージが、そのままダイレクトに心身の不調や「疲れ」となって返ってきてしまうのです。

もちろん、私も同じです。

40代、50代と進むにつれ、夜遅くに食べ過ぎると、翌朝どころか、その日の夜から、すでに「ああ、疲れた」と、心身の疲労を感じるようになりました。

とはいえ、やっぱり、肉は食べたい。

肉を食べないと、力がつかない。

ただし、2日つづけて、がっつり肉を食べると、やっぱり疲れます。

ですから、私は焼肉やステーキなど肉をがっつり食べたいときは、できるだけ早い時間に食べるようにしています。

いまでも、毎月1、2回は、かならず、ステーキや焼肉を食べます。焼肉は10人前、「いきなり！ステーキ」に行ったら、いつも500グラムは平らげてしまいます。ただし、そのときは、炭水化物をとりません。肉をがっつり食べるときは、付け合わせは野菜だけ。肉を食べる楽しみを思いきり満喫します。

そして、ふだんの夕食は、夜9時までに、炭水化物を控えめにして、良質のタンパク質と野菜や海藻の食物繊維、発酵食品などを中心に、「腹七分目」。

やむを得ず遅くなるときは、「腹五分目」で、野菜、魚、鶏肉、赤身の肉などの軽めのものを。

さらに、朝、体重計に乗って、自分のベスト体重（私の場合なら65キロ）を超えていたら、早い時間の夕食でも、腹半分＝「腹五分目」に抑えるようにしています。

「腹五分目」と言うと、「それは無理だ」と思われるかもしれませんが、これも、やってみれば、まったく「ストレスフリー」です。

なぜかと言えば、その半分のなかに、肉なり、魚なり、自分の食べたいもの、好きなものを一品入れておき、その一品をゆっくり、よく噛んで食べることで、腹五分目の夕食も、十分、楽しく満足できるものになるからです。

楽しく食べて、副交感神経の働きをアップする。

その食べ方をすると、実際、心身ともにどんどん元気になってきます。

どんなにハードワークをこなしても、疲れが残らない。

私は、若いころから変わらず、睡眠時間は４～５時間。典型的なショートスリーパーなのですが、この夕食術を心がけてからは、毎朝、「疲れた」と感じることはありません。

朝食の章でも指摘させていただきましたが、朝、昼、夜の食事の配分の理想は、４：２：４。それが難しければ、３：３：４。

けれども、副交感神経の働きを活性化し、疲れない、太らない心身を目指すのであれば、夜９時を過ぎたら、朝、昼、夜の食事の配分は、４：２：２。それがベストだと、私も日々、実感しています。

食後の3時間は「腸のゴールデンタイム」

食後3時間、とりわけ夕食後の3時間は、副交感神経が活性化し、消化・吸収が盛んになる「腸のゴールデンタイム」です。

この3時間を確保せずに、夕食後、すぐに寝てしまうと、食事で上昇した血糖がそのまま脂肪に移行してしまいます。

また、副交感神経が十分に活性化できず、交感神経が興奮したままなので、睡眠の質も悪くなり、翌朝、目覚めたときも、交感神経がスムーズに働いてくれません。

寝ても疲れがとれない。

朝起きても、体がだるく、頭がぼうっとしている。

つまり、これらは、夕食の時間、とり方を誤って、「腸のゴールデンタイム」がうまく活用できていない状況が、最大の原因の一つなのです。

食後3時間、十分な「腸のゴールデンタイム」をとらずに、食べてすぐに寝ると、自律神経が乱れます。

夕食をとっている最中は、「食べる」ということの行為による刺激と楽しさで交感神経が優位になっています。

しかし、食後、食べ物が消化され、腸が動き始めると、今度は副交感神経が優位になってきます。

すると、自律神経のバランスは、スムーズに「お休みモード」にシフトして、自律神経は整い、腸はますますよく働き、腸内環境も整って、翌朝に疲れが残らない質の良い睡眠をとることができる――。

そんなすばらしい働きをしてくれるのが、食後の3時間＝「腸のゴールデンタイム」です。

ですから、その3時間をはしょって寝てしまうと、自律神経のバランスが乱れ、睡眠の質は下がり、疲れやすくなり、腸内環境も悪化。体力、免疫力をはじめ、心身のパフォーマンス全体がすべて下がってしまう。もち

ろん、「底力」も湧いてきません。

食べてすぐ寝ると脂肪が蓄積してしまう理由

昔からよく言われるように、食べてすぐ寝ると、かならず太ります。

その一番の理由は、最初にご説明したように、食べてから寝るまでの時間が短いと、血糖値が十分に低下していないため、それが脂肪として蓄積しやすいからです。

しかも、腸のゴールデンタイムをとらないで寝てしまうことで、交感神経は優位なまま。食べ物がうまく消化されず、結果、せっかく夕食でとった栄養素が細胞にいかず、脂肪のほうにたまってしまいます。

つまり、血糖値と自律神経の乱れ。それが、昔からよく言われる「食べてすぐ寝ると太る」「食べてすぐ寝ると牛になる」ということのメカニズムです。さらに言えば、「食べてすぐ寝ると太る」というのも、じつは、自律神経の乱れが最大の原因だというわけなのです。

また、あまり知られていないことですが、胃に食べ物がたっぷり入ったままの状態で横になると、胃酸が食道に逆流して、「逆流性食道炎」にもなりやすくなります。不規則な食事は良くない、ストレスが良くない、もちろん、正しいことです。けれども、まずは食べてから就寝するまでに、できれば3時間、腸をゆっくり動かしてあげる「腸のゴールデンタイム」にあてること――。

それだけで、不眠、肥満、メタボ、逆流性食道炎などの心身の不調を整えていくことが、大いに期待できるというわけなのです。

ですから私も、夕食後の3時間、「腸のゴールデンタイム」をつくることを、夜の第一の習慣にしています。

夜9時までに夕食をすませ、その後は、入浴をしたり、明日の準備をしたり、ストレッチをしたり。

ゆったりリラックスしつつも、就寝までの3時間を、充実した有意義な時間として過ごすようにしています。

その3時間は、まさにゴールデンタイムです。

腸のゴールデンタイムというだけではなく、自律神経のバランスを高いレベルまで引き上げ、心身のパフォーマンスをアップしてくれる。ひいては、「今日と明日の自分を輝かすゴールデンタイム」でもあるのです。

夕食後の3時間で「質の良い睡眠」も手に入れる

年を重ねても、素敵オーラを輝かせ、心身のパフォーマンスをアップさせるには、男性は30歳、女性は40歳で、ガクンと下がる副交感神経の働きをいかに上げるか？

それが、本書の「最高の食事術」のポイントの一つです。

そして、副交感神経の働きを高めるためには、「いかに、質の良い睡眠をとるか？」ということも、きわめて重要になります。

では、どうすれば、「質の良い睡眠」をとれるようになるのか？　それも、「夕食後の3時間」が鍵になります。

これまでもご説明してきたように、食事をすると、交感神経の働きがぐっと上がります。手を動かし、口を動かし、視覚、味覚、さまざまな感覚を働かせているのですから、体はまさにアクティブな状態。

すなわち交感神経優位の状態です。

しかし、食事を終えると、「胃腸を働かせるスイッチが入る」ことで、ゆっくりと副交感神経の働きが上がってきます。

すると、体はどんどん弛緩の状態になり、一気に眠くなる。

しかし、食後すぐのタイミングで寝てしまうと、質の良い睡眠を手に入れることはできません。

それは、なぜか？

そこには、そもそもの交感神経と副交感神経が持つメカニズムが、大きく関わっているからです。

交感神経と副交感神経のバランスは、じつは「日内変動」といって、基本的には、朝昼夜の時間の流れによって変動しています。

朝の目覚めとともに、日中は交感神経が優位に。夕方から夜にかけては副交感神経が優位に変動していきます。

しかも、交感神経と副交感神経は、一方の働きが高くなると、一方の働きが低くなるというメカニズムを持っています。

それは、たとえば学校の運動場や公園などにある「シーソー」をイメージしていただければ、一番わかりやすいと思います。

右と左、それぞれでシーソーをこいでいるときと同じように、交感神経と副交感神経も、一方の働きが高くなれば、一方の働きは低くなる――。

ちなみに、交感神経と副交感神経のシーソー、この変動の幅がほぼ同じであれば、自律神経のバランスが良いということになります。

けれども、食事や運動、睡眠のとり方によって、このバランスが崩れ、交感神経の働きだけガクンと上がっているとか、逆に副交感神経の働きだけガクンと上がっているというふうになってしまう――。つまり、そういう状態を「自律神経のバランスが乱れている」と言うのです。

そして、睡眠です。

質の良い睡眠をとるためには、交感神経優位のシーソーの高さを、副交感神経優位のシーソーの高さに変えてあげることが、きわめて重要です。また、それこそが理想的な自律神経の「日内変動」の形でもあるのです。

けれども、夕食後すぐというのは、質の良い睡眠をとれるほどは、十分に副交感神経の働きが高まっていません。

つまり、交感神経の働きが下がって副交感神経の働きが上がる――というシーソーの途中の段階です。

副交感神経のシーソーが十分に上がりきるまでには、どうしても3時間が必要。ですから、「腸のゴールデンタイム」をとらず、夕食後すぐに寝てしまうと、睡眠の質はガクンと下がります。

心身が十分に休みきれていないまま翌朝を迎え、自律神経のバランスが乱れ、胃腸が重く、疲れた状態で、1日をスタートするはめになってしまうのです。

ですから、質の良い睡眠のためにも、夕食は、就寝の3時間前までに終わらせること。そうすれば、たとえ短時間であっても、質の良い睡眠をとることができるようになります。

40代を迎えたら「腹六分目」を意識する

若いときは、多少の不摂生も食べ過ぎも、すぐにリカバリーできます。けれども、年を重ね、副交感神経の働きが下がってくると、不摂生や食べ過ぎは、そのまま心身のパフォーマンスの衰え、メタボをはじめとした外見の老化にもつながります。

ですから、40代を迎えたら、よく言われる「腹八分目」よりちょっと控えめに、できるだけ「腹六分目」を意識すること。

そうすれば、自律神経のバランスも、腸内環境も、すべてがより整えられるようになります。もちろん、メタボにもさようなら。外見的にも、素敵にスマートにカッコよく、ベストの体形、体重をキープできるようになります。

そして、それが心身の健康も、つくってくれます。

私たち医師はよく、「最終的な健康法とは何か？」という質問を受けますが、私の答えは、つねにこのひと言、「細胞のすみずみにまで、質の良いきれいな血液を流すこと」です。

これまでにも繰り返し述べてきたように、血液の質を決定づけているのは、第2の脳＝「腸」です。

一定の年齢になったら、「腸に負担のかかる食べ方」をしないこと。そのためには、「腹六分目」がベスト。それは、50代後半を迎えた私自身も、身をもって体験していることです。

何十年も自分の体と付き合っていると、食べ過ぎた後の心身の不具合は、誰でも自覚しているはずです。

慢性的な胸やけ、胃もたれ、疲労の蓄積、体重の増加——。それらは、体からの危険信号。

けれども、1日の食事において「腹六分目」を意識すると、そんな心身の不快感が、ふしぎなくらい良いほうに変わってくれます。

それは、なぜか?

「腹六分目」という腸に負担のかからない食事のとり方を心がけた結果、腸内環境・自律神経のバランスが整い、「細胞のすみずみにまで、質の良いきれいな血液が流れるようになったから」です。

40代以降は男女とも腸の悪玉菌が増えてくる

また、これもぜひ頭に置いておいていただきたいのは、40代以降は、男女とも、副交感神経の働きがガクンと下がるだけでなく、腸内の「悪玉菌」も増えやすくなることです。第1章でも述べましたが、どんなにきれいな腸の人でも、「善玉菌」が2割、「悪玉菌」が1割、食事や生活リズムによって、善悪どちらにも変わる「日和見菌」が7割という割合です。けれども、加齢とともに、その割合が変化し、「悪玉菌」が増え、血液の質が悪くなる――。これが、加齢とともに、体のあちこちに「ガタ」がくる原因の一つです。

ですから、40代を迎えたら、食事は、好きなものを「おいしく」楽しみながら「腹六分目」。

できるだけ腸に負担がかからない、腸にやさしい食事のとり方を心がけること。

そうすれば、増えやすくなった「悪玉菌」がはびこる事態を最小限に抑えることができるようになります。

食事の量と質をまずは1日のなかで調整する

1日3食、とりわけ夕食で、もう一つ大事にしていただきたいポイントは、「1日を逆算して食べる」という心がけです。

1日3食、つねに「腹六分目」を守れる人は、もちろん最高ですが、私を含め、それはあまりにもハードルが高い。

しかも、40代、50代ともなると、付き合い、接待、会食など、自分の都合で食事を調整できないケースも増えてきます。

とくに食べたいわけではないのに、1週間のうちに、3回、4回、会食が入ってしまった、付き合いで、すしや焼肉を食べに行ったり、居酒屋で飲み会をする——。

しかし、そんな席で、「私は腹六分目ですから、握りは食べずにつまみだけで」とか「私はサラダだけにします」とは、なかなか言えません。

ですから、そんな日こそ、「1日を逆算して食べる」という意識＝工夫をおすすめしたいのです。

今日の夜は、会食がある。今日の夜は、飲み会がある。

そんな日は、朝と昼、とくに昼の食事の量は「腹六分目ではなく腹三〜四分目」くらいをめどに軽めに、そして、夜の会食や飲み会ではなかなか補えない栄養素＝メニューを積極的にとるようにします。

たとえば、夜はたっぷり肉や炭水化物（糖質）をとるメニューが予想されるならば、

朝、昼は、サラダやヨーグルト、バナナや海藻入りのお味噌汁など、野菜や果物、海藻などのビタミン、食物繊維、発酵食品を積極的にとるようにする——。

そういうふうに、1日の食事を逆算して、朝、昼、夕、3食のトータルで、量と質を調整すれば、会食つづきであっても、腸に負担をかけ過ぎることのない食べ方ができるようになります。

ただし、この「逆算法」は、基本的に、1日のなかで行うことがポイントです。

もっとも避けたいのは、「昨夜、こってり焼肉を食べ過ぎたから、今朝は朝食抜きで——」というパターンです。

これでは、調整・改善ではなく、改悪です。朝食を抜くことで、自律神経のバランスが崩れ、ますます「腸内環境」が乱れ、「悪玉菌」が増えてしまうからです。

これまでも何度か述べてきましたが、私もステーキや焼肉が大好きで、月に一度は「腹六分目」ではなく思いきり、1キロくらいの肉を食べる日があります。焼肉なら10人前、ステーキなら500グラムはペロリと平らげてしまいますし、会食の機会も多く、どうしても夕食が重くなりがちです。けれども、この逆算方式で調整すれば、それが、腸の負担になることはありません。

さらに、会食のコツもあります。

たとえば、イタリアンでもフレンチでも和食でも、自分でメニューを選べるようであれば、一番軽いものを選びます。

また、メイン料理やごはんを減らしたり、残しても差し支えない席であれば、最初から半分に減らしてもらうか、残すように意識しています。

ほんのちょっとのことですが、「会食でも減らせるときは腹六分目」、この食べ方を意識するようになってから、会食つづきのダメージが、ほとんどなくなりました。

確実に体調は良くなり、疲れにくく、太らない。睡眠の質も良い状態で、翌日の仕事の集中力もアップし、心身ともに喜ばしい、いいことばかりです。

その感覚があるので、〆のラーメンに行きたいという気持ちも、自然になくなりました。居酒屋などで飲んだ後、ついムラムラと「〆にラーメンが食べたくなる」という気持ちは、私もよくわかります。

けれども、実際、それをやってしまうと、次の日が台無しになる――。その経験があるので、いまでは、「いや、おいしくラーメンを食べるなら、明日の昼！」というふうに、自然に切り替えられるようになりました。

とはいえ、無理なガマンは必要ありません。

たまにはブレイクすることも、ストレス解消のためには必要です。ただし、どうしてもメのラーメンが食べたくなったら、その前にコップ1杯の水を飲んでください。それだけでも、最低限、腸の負担を軽減することができるでしょう。そして、翌朝の体重計の数字を見て、そこから1日の食事を逆算して、3食の量・質を調整してください。

ちなみに、思いきりハメを外してブレイクした翌日は、善玉菌の餌になる納豆、ヨーグルトなどの乳酸菌や発酵食品と、腸の掃除をしてくれる食物繊維、油脂が酸化したり、体脂肪が蓄積することを防いでくれる抗酸化成分や、副交感神経の働きを活性化してくれるリンゴ酢などの「酢」や酸味を積極的にとり、できるだけ夜を軽めにすることがおすすめです。

臭くないガスは「腸内環境」が良くなるサイン

副交感神経の働きを高め、「腸内環境」を整える食事術をつづけてしばらくすると、臭くないガス（おなら）が、どんどん出てくることがあります。

私の「便秘外来」に来られる方でも、乳酸菌の調整剤を出して、自律神経を整える食事術や生活習慣などをアドバイスすると、男女ともに、だいたい3割ぐらいの方が、「先生、お腹が張って困ります」「ガスがしょっちゅう出るようになって困ります」と言われます。

しかしながら、それはじつは、「腸内環境」が良くなってきているという、いいサインです。

ガスが出るということは、悪玉菌が死んでいるという証拠です。そして、いよいよ腸内環境が良くなり、腸がしっかり動き始め、ひいては副交感神経の働きが高まってきたというういいサインなのです。

ですから、臭くないガスが出るようになっても、それは一過性のものだと安心してください。

ただし、臭いガスの場合は、また別です。それは逆に、ストレスがたまってしまったり、不規則な生活やバランスの悪い食事によって「腸内環境」が悪くなり、「悪玉菌」が増えてきたという、好ましくないサインです。

その場合は、とくに自律神経を整える「食事術」を心がけてください。そして、「善玉菌」を増やしてくれる乳酸菌や発酵食品、腸の掃除をしてくれる海藻や、野菜、果物などの食物繊維を、積極的にとることをおすすめします。

「免疫力」のあるなしも腸内環境しだい

これまで、自律神経を整える朝、昼、夕の3食のとり方のコツをさまざまな角度からご紹介してきました。

しかしながら、ストレスや加齢などにより下がってしまった副交感神経の働きを高め、自律神経を整える「自律神経のバランスアップ食事術」とは、ひと言で言えば、量、時間、水、乳酸菌や発酵食品、食物繊維をいかにとるかだと思います。

しかも、すべては、「腸内環境」に集約されます。

プロのアスリートも、スポーツをやってる人もそうでない人も、男性でも女性でも、基本は同じ食事術。

ですから私は、アスリートに対しても、基本的には、「腸内環境」のことしか言いません。

腸内環境が整っていると、腸のぜんどう運動がしっかり働いて、副交感神経の働きも上がってきます。すると、血流が良くなり、全身の細胞がよみがえり、「細胞の生命力」が強くなります。「免疫力」を高めるためには、まずは腸内環境を整えることが大事――。

そう考えると、本書の食事術はほんとうにシンプルです。

とにかく「腸内環境」を良くする。そこに集約しているからです。

「細胞の生命力」とは、生きる力です。若さや元気、心身の健康の源です。先程も述べたように、病気を防ぐ免疫力も、その一つです。

じつは、免疫力を生み出す免疫細胞の7～8割は、腸に存在しているのです。つまり、免疫力は、腸内環境の良しあしで決まるといっても、過言ではないわけです。

腸内環境の良しあしと「メンタルヘルス」の深い関わり

その腸内環境をコントロールしているのが、「自律神経」です。これまでにもご説明してきたように、「自律神経」は、心臓や肺、胃腸、肝臓などの臓器を動かしたり、血管の収縮を管理するなど、自分の意識で動かすことのできない、いわゆる「無意識」の生命活動を支配しています。

ですから、「自律神経」が乱れると、便秘や下痢、食欲不振、肌荒れ、冷え性、風邪、さらには血圧や心拍数の上昇など、さまざまな不調が出てきます。

しかも、いざというときに体調が崩れるというだけでなく、ここぞというときにやる気が起きないなどの心＝メンタルにおける不調も、じつは「腸内環境」＝「自律神経」と深い関わりがあるのです。

私の「便秘外来」でも、便秘や下痢が改善し、腸内環境が良くなっただけで、うつの症状まで改善したというケースが、少なくありません。

逆に言えば、便秘の人＝腸内環境の乱れた人には、うつ病など、メンタルに不調を抱えておられる方が、きわめて多いのです。

でも、それはなぜか？

なぜ、便秘などで腸内環境が乱れると、うつ症状など、メンタルの不調まで招いてしまうのか？

その原因の一つは、やはり、腸内環境の悪化による血流の乱れがあります。

私たち人間は、食事から栄養分を吸収し、その栄養を含んだ血液を全身に行きわたらせることで、肉体を構成している約37～60兆個の細胞を生かしています。

その栄養豊かな血液をつくっているのが「腸管」です。腸の血管から吸収された栄養分が肝臓へ行き、肝臓から心臓へ、さらには血管を経て、全身の細胞へ栄養分が送られていく――。

そして、そんなメカニズムの大本、大切な腸の血流の良しあしを決めるのが、腸の「ぜんどう運動」の良しあしです。

なぜなら、腸の動き＝ぜんどう運動が悪くなると、腸のなかで「うっ滞」が生じてしまうからです。

うっ滞というのは、簡単に言えば、腸のなかの流れが悪くなり、滞ってしまった状態です。エコノミークラス症候群などもそうですが、体を適度に動かさなければ全身の血液の流れが滞り、悪くなるのと同じで、腸も、ぜんどう運動の動きが鈍ると、腸管を流れる血液も悪くなってしまう――。それが、うっ滞の状態です。

便秘などで、腸のぜんどう運動がしっかり働かない、うっ滞の状態になると、腸のなかでは、悪玉菌が増加します。

そんな腸内でつくり出される血液は、腐敗物質や毒素がいっぱい。全身の細胞は栄養不足で、かつ毒素だらけの状態になります。

しかも、このとき、血液中の赤血球も変形し、酸素の運搬がうまくできず、全身の細胞は酸素不足の状態にも陥ります。

そうなると、細胞の生命力が失われて、心身ともに活力が低下するのは当然ですが、脳も酸素不足になって、マイナス思考になってしまう――。

これが、便秘や下痢などで腸内環境が悪化した人にメンタルの不調が起こりやすい、一つの要因だと言われています。

幸福物質「セロトニン」の95%は腸壁でつくられる

さらにもう一つ、便秘になると、幸福物質の「セロトニン」がつくられなくなるということも問題です。

私たち人間の、うつや幸福感に関わるセロトニンやドーパミンなどの幸福物質・快感物質は、じつは、そのほぼ95%が腸壁でつくられていて、脳内からの分泌量は残りわずか数%に過ぎません。

うつ病の人は、そうでない人に比べて、脳内のセロトニンの分泌量が少ないことが知られていますが、じつは、その大本は、「腸」なのです。

腸と脳は自律神経を介して密接につながっており、便秘などによる、うっ滞で腸内環境が悪くなると、脳内でのセロトニン分泌もストップしてしまいます。

便秘というのは、いわば腸壁の慢性炎症ですから、便秘になると、腸壁でセロトニンをつくる働きもガクンと低下してしまいます。

すると、当然、腸でも脳でも、幸福物質のセロトニンの分泌が低下してしまいますから、結果、気力の低下、やる気の低下、ひいてはうつ症状などをはじめとするメンタルの不調を招いてしまう――というわけなのです。

「細胞の生命力」を強くする栄養素やエネルギーだけでなく、やる気、気力など「メンタル」を左右する幸福物質である「セロトニン」の95％までもが、「腸」でつくられています。

私たち人間の肉体の、その神秘的なメカニズムを知り、「腸内環境」を良くすることが、心身のパフォーマンスを劇的にアップさせるために、ひいては、年を重ねてもなお、心身ともに健康で豊かな人生を送るためにいかに大事であるかが、あらためてわかっていただけたことと思います。

ですから、本書の食事術のポイントも、すべては「いかに腸内環境を良くするか？」に集約されるというわけなのです。

「腸内環境」が整えば見た目も変わる

腸内環境を整えることで、太りにくくなり、肥満やメタボを改善できるというのは、これまでも述べてきた通りです。

しかし、腸内環境が整うことでもたらされる効果は、それだけではありません。

近年、女性の美容の世界では、「インナーケア」が注目を集めていますが、それは、真の美しさを得るためには、表面的なケアよりもまずは体のなかから美しくしていくことが大事だという考え方で、私もまったく同感です。

その「インナーケア」は、もちろん、女性に限ったことではありません。女性であっても男性であっても、見た目のスマートさ、カッコ良さ、ひいては全身から人を引きつける素敵オーラを輝かせるためには、表面的なことよりも、まずは「インナーケア」が重要。

そして、その「究極のインナーケア」のポイントになるのも、やはり「腸内環境」なのです。

でも、それはなぜなのか？

見た目の若さや美しさをつかさどる臓器の代表は、「肝臓」です。肝臓がきちんと機能していれば、肝臓から心臓へと送られ、全身に行きわたる血液はよりきれいな質の良いものになり、結果、全身の細胞の生命力が、生き生きとよみがえります。

スタミナがつき、疲れにくい体になるだけでなく、肌や髪も美しく艶やかになり、瞳も生き生きと力強く輝くようになります。

しかしながら、肝臓をより良く機能させるためには、まずは血液をつくる大本の「腸」を整え、肝臓に質の良いきれいな血液を送ること。それが、必須条件なのです。

本気で自分の見た目を変えたい、よりスマートに素敵にカッコ良く変えたいという人は、高価な洋服や化粧品、サプリメントなどに目を向ける前に、まずは、自分の腸にやさしい目を向け、腸にやさしい食事術を始めることです。

腸内環境が整っていなければ、いくら高価なサプリメントを飲んでも、その有効成分は、ほとんど体内に吸収されません。

化粧品でも同じです。どんなに高価な化粧品で髪や肌をケアしても、髪や肌の細胞の原料をつくり出す大本の腸が働いてくれなければ、髪や肌の細胞は、どんどん老化し、髪や肌の美しさも失われてしまいます。つまり、腸が汚れて、腸内環境が乱れて、血液がドロドロのままでは、どんなに高価なサプリメントや化粧品でカバーしても、ほとんど意味がないというわけなのです。

さらに、高価な洋服は、もっと無駄になります。

よく「馬子にも衣装」と言われますが、高価な洋服が見た目を素敵に見せてくれるのは、ほんの一瞬です。

腸内環境が乱れ、心身のパフォーマンスが低下していると、どんなに素敵な洋服を着ても自信がもてない。ほんとうに人を引きつける素敵オーラを輝かすことができないのです。

逆に、腸内環境が整い、全身に質の良いきれいな血液が流れ、心身ともにすこやかなエネルギーが満ちている人は、たとえ安価な洋服を身につけていても、それが何倍、何十倍も、高価な洋服に見えてくる。

そんなケースを、私自身、これまで何度も目にしてきました。

ですから、本気で見た目を変えるなら、極端なダイエットでもなく、洋服などにお金をかけることでもなく、まずは、腸内環境を整えること。そして、その一番の方法が、食事を変えること。

しかも、これなら、無駄なお金も一切かかりません。意識さえすれば、どんな人でも、今日からすぐに「おいしく」楽しくスタートできます。

ちなみに、「薬」についても、腸内環境が乱れていると、その効果が半減してしまいます。つまり、病気のケアにおいても、やはり、自分の腸にやさしく目を向け、自律神経のバランスおよび腸内環境を良くしていくことは、きわめて重要になるわけなのです。

自律神経が整えば「免疫力」もアップする理由

健康な人が病気になる。じつは、その原因は、大きく分けて二つしかありません。一つは、「免疫系」のトラブル、もう一つは、「血管系」のトラブルです。

そして、この二つのトラブルは、どちらも自律神経の働きと大きく深く関わっているのです。

私たちの体には、「免疫」という病気から体を守るシステムがあります。細菌やウイルスに感染することによって発症してしまう病気、いわゆる「感染症」から体を守ってくれているのが、この「免疫」機能です。

同じ環境で、同じように仕事をしていても、よく風邪をひきやすい人と、ひきにくい人がいますが、両者の違いは、「免疫力」の高さです。

免疫力が高ければ、体に侵入した細菌やウイルスをしっかり排除できるので発病しませんが、免疫力が低いと、体内に入った細菌やウイルスを排除しきることができないので、結果、発病してしまう——。言い換えれば、「免疫力の高さ」こそが、病気に対する「抵抗力の強さ」なのです。

また、免疫は外部から侵入してくる「異物」に対して働くだけでなく、体のなかで生じる「異物」からも守ってくれます。

体内の異物、その筆頭が「がん」です。がんは、私たちの体を構成している細胞が、遺伝子の突然変異によって、がん化、増殖してしまう病気。がんというと、特別な病気だと思われがちですが、じつは、健康な人でも毎日何千個ものがん細胞が生まれています。

そう言うと、「がん細胞が毎日できているのに、なぜ、がんになる人と、ならない人がいるのか？」とふしぎに思う方もおられるかもしれません。

それも、「免疫力」のおかげです。

がん細胞が毎日できても、免疫システムが、それらをしっかり排除してくれているから、がんにならないですんでいるのです。

極端に言えば、免疫力の低い人は風邪をひきやすいだけでなく、がんにもなりやすいということなのです。

では、風邪からもがんからも守ってくれる、この大切な免疫システムは、自律神経と、どのように関わっているのか？

この章では、それをあらためて、ご説明したいと思います。

免疫の中心を担っているのは、血液中の「白血球」という成分です。その白血球には、細菌など比較的大きめの異物を処理する「顆粒《かりゅう》球」と、ウイルスなどの小さな異物を処理する「リンパ球」、また細胞質を豊富に持つ「単球」の三つがあります。

そして、近年の研究では、交感神経が優位になると「顆粒球」が増え、副交感神経が優位になると「リンパ球」が増える特性があることがわかってきました。

ですから、自律神経のバランスが良いと白血球のバランスも良くなり、顆粒球、リンパ球ともに、免疫力が高まります。

しかし、自律神経のバランスが乱れると、白血球のバランスが崩れ、すべてにおいて免疫力も下がってしまうというわけなのです。

さらに、問題になるのは、交感神経が過剰に優位になった状態です。交感神経が優位になり顆粒球が増えると、基本的には感染症に対する抵抗力は高くなります。ところが、交感神経が過剰に優位な状態がつづくと、その状況はガラッと変わってきます。

顆粒球は異物を取り込み、みずから持つ「分解酵素」と「活性酸素」によって、異物を処理するのですが、あまり細菌＝異物がないのに、顆粒球が増え過ぎてしまうと、今度は、健康維持に必要な「常在菌」まで殺してしまう――。そして、かえって免疫力を下げてしまうのです。

使われない顆粒球が、余ってしまうことも問題です。顆粒球の寿命は2～3日なのですが、死ぬときに持っていた「活性酸素」をばらまいて、健康な細胞を傷つけてしまうからです。

また、副交感神経が過剰に優位になるのも、やはり問題です。副交感神経が優位になるとリンパ球が増えるので、基本的には抗原に対する反応が早くなり、ウイルスに感染しにくくなります。

しかしながら、副交感神経が過剰に優位になり、リンパ球が増え過ぎると、抗原に敏感になり過ぎて、ほんのわずかな抗原にも反応してしまう疾患＝「アレルギー」を起こしやすくなってしまうからです。

顆粒球、リンパ球ともにすべてにおいて「免疫力」を高めるという意味でも、自律神経のバランスを整えることが最大のポイントになるというわけなのです。

ただし、自律神経の変化が免疫の状態に反映されるまでには、ある程度の時間差があります。つまり、自律神経は、ストレス、食事、睡眠不足など、ちょっとした刺激ですぐに変化しますが、それが瞬時に免疫力に影響するというわけではないのです。

たとえば、仕事の都合でひと晩徹夜してしまった。そんなときは、もちろん副交感神経の働きは下がり、交感神経が優位になっていますが、それですぐに顆粒球が増え過ぎてしまうということはありません。

そこから、食事術などで、腸内環境＝自律神経のバランスを整えると、免疫力が低下することは防げます。

自律神経を整えることは、すなわち、免疫力を高めること。病気になりにくい、芯から強い体をつくるためにも、自律神経を整えることが大事だというわけなのです。

どんなに痩せて、スマートになっても、病気になってしまえば台無しです。健康であるからこそ、仕事でも遊びでも、やりたいことに思いきり向かっていける――。私は医師として、そんなケースをたくさん見てきました。

ですから、病気になってしまう前に、まずは自律神経を整えて、免疫力を高めていただきたい。本書の食事術には、その願いも込めています。

第4章

最高の食事術の効果をより劇的なものに「引き上げるコツ」

サプリメントを飲むなら、かならずホームドクターに

朝、昼、夕に、「おいしい」ものを楽しくバランス良く、ゆっくりよく嚙んで食べる。そうすれば、自律神経も腸内環境も整い、「細胞の生命力」が強くよみがえり、心身のコンディションをつねにベストの状態にキープできるようになります。

けれども、仕事の都合上、どうしても1日3度の食事だけではバランスがとりにくい――。

そういう人は、3食でとりきれない栄養素をサプリメントや補助食品で補うのは、もちろんOKです。

ただし、腸内環境を整え、自律神経のバランスをアップさせる「最高の食事術」の基本は、あくまで1日3食です。

よく、ダイエット目的などで、ほとんど食事をとらずに、補助食品やサ

プリメントだけに頼っている人がいますが、それは、自律神経にとっても腸内環境にとっても、まったく好ましいことではありません。

「おいしい」ものを楽しくよく噛んで食べるからこそ、腸のぜんどう運動が活発になり、副交感神経の働きがアップし、脳が活性化し、腸からも脳からも、幸福物質のセロトニンが分泌されるからです。

補助食品やサプリメントというのは、あくまでも「何かが足りないから補う」というものです。けれども、多くの人が、それを誤解しています。

３食ですでに十分足りているのに補助食品やサプリメントでビタミンやミネラルをとり過ぎて、逆に、健康や美しさを損ねてしまっている人も、けっして少なくはありません。

とくにサプリメントは、安易に飲むととても危険です。なかでも極端に安いものや、海外から輸入したものは、ほんとうに注意すべきです。成分表示があやしかったり、混ぜ物があったり、そうでなくても、海外から輸入したものは、現地の人には合っても、日本人の体には合わないことも多々あるからです。

そういうサプリメントを安易に飲んだことで、実際、肝障害になったり、ほかにもさまざまな健康被害が起こっていることが報告されています。

ですから、サプリメントを飲むときは、よくよく注意が必要です。素人判断で、いたずらにサプリメントを飲むのは、ぜったいに避けてください。

ベストなのは、サプリメントを飲むときは、かならずホームドクターに相談し、適切な指示を仰ぐことです。そうすれば、体に害なく、安心して、サプリメントの効果を上手に活用できるようになります。

ちなみに、私の「便秘外来」でも、患者さんの状態をじっくり見たうえで、腸内環境を整える乳酸菌を処方しています。ですから、安心してホームドクターに相談してください。

さらに、もう一つ。

どんなに効果の高いサプリメントであっても、腸内環境が整っていなければ、それは吸収されません。

たとえば肌に良いと言われているコラーゲンやビタミンCなど、それ自体は良いものであったとしても、腸内環境が悪ければ、その有効成分が吸収されないので、どれだけ飲んだとしても、思ったような効果は期待できません。残念ながら、お金の無駄遣いに終わってしまいます。

まずは、「腸内環境」を整えること。補助食品やサプリメントを活用するときも、それを第一のステップとして、頭に置いておいてください。

間食が「絶体悪」ではない理由

じつは、一番痩せる食事法は、「間食」をとることです。一見、意外なようですが、おやつ＝間食は、自律神経＝腸内環境を整えるためにも、効果が高いのです。

それは、なぜか？

朝、昼、夕というメインの食事のあいだにちょこちょこ間食をして、日中、つねに腸＝消化管を動かしておくと、副交感神経の働きも同時に高められ、結果、腸のぜんどう運動も良くなり、食べてもその栄養素が脂肪になりにくい。

つまり、間食をすることで、「自然に痩せるスパイラル」に入りやすいわけです。体形を維持することが必須条件のプロのモデルさんだけでなく、周りでも、「しっかり食べているのに、太らない」という人をよく見ていると、たいてい上手に「間食」を活用しています。

朝、昼、夕というメインの食事はだいたい「腹五～七分目」ぐらいにしておいて、その代わり、絶妙なタイミングで、ちょこちょこ軽い間食をとっています。それは、この食事法が一番太らないと知っているからです。

ただし、間食の効果を最大限に活用するためには、少しだけコツがあります。それが、以下の四つ。

・だらだら食いをしないこと。

・できるだけ糖質をとらないこと。
・ナッツやチョコレート、ドライフルーツなど、ビタミンや食物繊維の多いものを選ぶこと。
・卵や乳製品などの良質のタンパク質を選ぶこと。

この四つのコツを意識していれば、間食は絶対悪ではなく、むしろ心身のパフォーマンスをより良くアップさせてくれる頼もしい味方になります。

私も、昼食後など、集中力が落ちてきたときには、積極的におやつタイム＝間食をしています。集中力が落ちているというのは、すなわち血糖値が下がっている状態ですから、間食をして、少し血糖値を上げてやる。そうすると、頭もしゃきっとするからです。

ちなみに、脳にとって良いおやつで言えば、おすすめは、ナッツ類や魚肉ソーセージなどです。これらをおすすめするのは、脳神経の材料となるオメガ3系脂肪酸が入っているからです。

また、目が疲れたときは、ゆで卵やヨーグルト、チーズなどの、卵、牛乳、乳製品がおすすめ。これらには、目の網膜や角膜、粘膜の機能を守り、視力の維持や目の潤いを保つビタミンAが含まれているからです。

ちなみにビタミンAは、レバーやうなぎなどにも豊富に含まれていますが、それは、おやつにするには、少し重過ぎるかもしれません。

おやつとは、あくまで「間食」ですから、できるだけ軽めに。いくら間食が悪くないといっても、パソコンの横にスナック菓子を置いて、だらだら食べつづけるというのでは、せっかくの間食の効果も台無しです。太ることはもちろんですが、腸内環境＝自律神経も乱れてしまいます。

おやつ＝間食も、「おいしい」ものを楽しく、よく味わって食べること。それが、「最高の食事術」における間食の一番のポイントです。

チョコレートとナッツは疲労回復・血流アップの強い味方

間食の効能については、この前に述べた通りですが、そのなかでも、とりわけおすすめなのが、じつはナッツとチョコレートです。

私自身も、もちろん毎日ではないですが、2週間に一回ぐらい、「今日はとくに集中力が落ちてるなあ」と感じたときは、「間食」で、大好物のアーモンドチョコレートを1日1箱ぐらいは食べてしまいます。

それでも、太ることはありません。

チョコレート＝太ると思われがちですが、じつは、チョコレートというのは軍隊食にもなったことがある「完全栄養食」。しかも、疲労回復、血流アップの強い味方でもあるのです。

でも、それはなぜなのか？

チョコレートの主原料であるカカオには、さまざまな血流アップ効果があり、なかでもカカオポリフェノールの「抗酸化作用」は、血管を丈夫にし、動脈硬化を予防してくれる効果があります。

さらに、カカオバターに含まれるオレイン酸は、コレステロールを抑制してくれるので、生活習慣病の予防も期待できるのです。

しかも、一見、意外に感じるかもしれませんが、カカオには、腸内環境を整えてくれる最大の味方の一つ「食物繊維」も豊富に含まれています。さらに、現代人に不足しがちなミネラル、血流を改善してくれるマグネシウムや、貧血や免疫機能の低下を防いでくれる亜鉛なども、たっぷり含まれています。

また、チョコレートには、「テオブロミン」という神経を鎮静化させる成分も含まれており、それが副交感神経の働きを活性化してくれて、イライラを解消したり、脳の疲労感を癒やしてくれたりします。

チョコレートに含まれる「フラボノイド」は血管を和らげ、脳の血流を改善すると言われています。

ですから、アスリートのあいだでも、「試合中の集中力、パフォーマンスを高めるためにチョコレートを食べる」という人も、少なくないのです。

アーモンドやくるみなどのナッツは、ビタミン、ミネラルの宝庫です。食物繊維も豊富で、腸内環境を整えてくれるだけでなく、体内の悪玉コレステロールを減少させてくれたり、生活習慣病、肥満予防にも効果があると言われる、オメガ3脂肪酸もたっぷり。

ですから、心身ともに高いパフォーマンスが要求される宇宙飛行士なども、積極的に食べていることで知られています。

デスクワークなどで頭が疲れた、そんなときも、ナッツやチョコレートは、最適の「間食」です。

ちなみに最近は、糖分を抑えたカカオ含有量の高いおいしいチョコレートもたくさん市販されています。アーモンドやナッツも、油分や塩分を加えていない「素焼き」のものが、たくさん出回るようになってきました。

集中力アップのためだけでなく、なんとなく「口寂しいな」というときは、スナック菓子に手を出す前に、ぜひ、それらのナッツやチョコレートを積極的にとり入れてみてください。

そうすれば、おやつをガマンした反動で、夕食をドカ食いしてしまう――ということも防げて、「最高の食事術」の効果をより高いものにできます。

さらに、上手なとり方としては、お気に入りの間食を仕事場などにストックしていくことも、おすすめです。お腹が空いた状態で、衝動的に、おやつを買いに行くと、どうしても、スナック菓子などの高カロリー・糖質過多のものに手が伸びてしまいがち――。

それを防ぐためにも、チョコレートやナッツなど、お気に入りの間食をストックしておく。そうすれば、ストレスフリーでストイックになることなく、自然に、適度な間食を楽しむことができるようになります。

ちなみに私も、自分の研究室には、つねにアーモンドチョコレートをストックしています。

ガムを噛むことで平常心を取り戻し、脳も活性化

食事をよく噛むこと＝「咀嚼」ということが脳を活性化するというのは、

第3章でも述べた通りです。しかも、「噛む」という行為は、副交感神経の働きを上げ、心を落ち着かせてくれる効果もあります。

大谷翔平《しょうへい》選手の活躍で、さらに注目を集めているメジャーリーグでも、選手たちが試合中にガムを噛んでいるのは、じつはそのためです。

メジャーリーガーをはじめとする一流のアスリートたちは、別にガムが好きだから噛んでいるわけではありません。

脳を活性化し、みずからの自律神経を安定させて、パフォーマンスを最大限に高めるためにガムを噛んでいるのです。

でも、なぜガムを噛むことが、心を落ち着け、脳を活性化させるのか？

ここでは、チューインガムを使った実験の結果をご紹介したいと思います。

最近の研究、実験によると、チューインガムを噛むという、ただそれだけの「咀嚼」の行為で、実際に、脳の血流がアップします。

しかも、「小脳」や「前頭葉の運動野」などでは、じつに10～40％も血流が増加していることが、認められています。

さらに、ラットを使った実験でも、脳の活性化＝知能の向上が報告されています。

よく噛んで食べることが必要な固形食で飼育したラットは、よく噛まずに食べられる細かく砕いた餌で育てた群れに比べて、「迷路実験」の成績が良い。そういうデータが出ているのです。

つまり、チューインガム、ラットの実験の結果からみても、ガムを噛む＝「咀嚼」という行為は、脳の血流と知能＝脳の活性化に深く関わっていることが、証明されてきたわけです。

また、自律神経の実験でも、ガムを噛むと、深い睡眠や瞑想状態のときなどによく表れる「脳のアルファ波が増加する」という結果が出ています。

それはすなわち、ガムを噛むことで、副交感神経が活性化し、脳が過度な緊張から解放され、心身が穏やかにリラックスしたことを示しています。

ですから、脳を活性化し、ストレスなどにより過剰になりがちな交感神経の興奮を抑え、いざというときの平常心、心身のパフォーマンスを高めるためにも、ぜひ、ガムを噛むのを活用することがおすすめです。

大事な会議の前や、プレゼンの前、ここぞという勝負のときは、水をひと口飲んで、ガムを噛む。そうすることで、心が落ち着き、脳が活性化し、あがることなくベストのパフォーマンスを発揮できるようになります。

理不尽な出来事に遭ってイライラしたり、怒りが爆発しそうになってしまったときも、同じです。水をひと口飲んで、ガムを噛む。そうすることで、イライラや怒りによって見失っていた平常心、冷静な判断力を取り戻し、理不尽な出来事にも、落ち着いて、最善の方法で対処できるようになります。

さらに、ガムを噛むという行為は、じつは、加齢とともに気になる歯槽《しそう》膿漏《のうろう》を予防してくれる効果も期待できることが、わかっています。

歯槽膿漏とは、顎《あご》にある歯槽骨髄というところに汚れた血液がたまってしまうことが発症の一因なのですが、ガムを噛み、歯槽骨髄の血流を良くすることで、汚れた血液がたまることを予防できるからです。

とはいえ、いつでもガムを噛んでいる必要は、もちろんありません。通勤途中、あるいは、仕事の気分転換のタイミング、「間食」タイムなどなど。第1章で述べた「こまめに水を飲む」のと同じ要領で、無理なく楽しく、ガムの効果を活用することがおすすめです。

ちなみに、よく噛むと、咀嚼筋からその刺激が脳に伝わり、「ヒスタミン」という物質も分泌されるのですが、これは食欲を抑え、内臓脂肪を分解する効果があると言われています。

つまり、間食の一つにガムをプラスすることで、副交感神経の働きがアップ、脳の活性化だけではなく、メタボ予防も期待できるというわけなのです。

冷えは大敵、生ジュース以外は避ける

温かい飲み物や食事をとることが、それだけで副交感神経の働きを高めて、ほっと心を落ち着かせてくれることは、第3章でも述べました。

ですから、「間食」とともに、午前や午後のティータイムでも、できるだけ温かい飲み物をとること。

それが、腸内環境を整える「最高の食事術」をより高めるコツ。なぜなら、冷たい飲み物はそれだけで、胃腸に負担をかけてしまうからです。

王貞治《さだはる》氏（福岡ソフトバンクホークス株式会社取締役会長兼ＧＭ）は、現役時代、真夏でも冷たいものを飲まなかったそうですが、心身のパフォーマンスをベストの状態で維持するには胃腸が大事だということをよくわかっておられたのだと思います。私自身も、それに気づいてからは、基本的に、冷たい飲み物は、朝の１杯の水しか飲みません。コーヒーもお茶も

温かいもの。飲み物だけでなく、サラダ以外は温かい食事が基本です。

それでも、夏はやっぱり冷たいものが食べたい。冷やし中華とか、ざるそばとか、そういうときは、〆のそば湯や温かいお茶で胃腸を温めます。

それを実践してから、ずいぶん経ちましたが、「冷たい飲み物をやめる」それだけで胃腸の負担がずいぶん軽減されたと実感しています。

冷えは健康の大敵ですが、腸にとっても同じです。

メンタルヘルス、幸福感に関わるセロトニンなどの幸福物質の95％が、じつは腸粘膜から分泌されているというのは、第3章でも述べましたが、冷たい飲み物で腸が冷えると、幸福物質の分泌も下がってしまいます。

冷えによって血流が滞ると、腸は機能不全に陥り、幸福物質の分泌量が低下し、イライラや不安感、無気力などを引き起こします。アメリカの研究者が、1984年に「冬季うつ」という病気を発表しましたが、私は、寒さによる腸の冷えにも一因があると考えています。

また、腸の冷えは、腸内環境の大敵＝便秘の原因にもなります。血行不良やぜんどう運動の低下を招き、腸内の悪玉菌が増え、腸内環境がますます悪くなります。すると、交感神経が過剰に働くので、イライラ、疲れ、倦怠感《けんたい》などがさらにひどくなってしまう——。

ですから、「最高の食事術」では、できるだけ冷たい飲み物をとらない、ということもコツになるのです。

１杯のホットコーヒーで腸から幸福物質を出す

腸の冷えを改善し、そこからくる心身の不調をリカバリーする。そこで、おすすめしたいのが、１杯のホットコーヒーです。

コーヒーや紅茶などに含まれるカフェインは、交感神経の働きを活性化し、眠気をとったり、ストレスを解消してくれたり、ちょっと落ち込んだ気持ちをほぐしてくれることは、よく知られています。

しかし、それだけでなく、コーヒーには、末梢血管を拡張させる作用や抗酸化作用など、「血流」を良くしてくれる効果があります。さらに、アメリカ・ハーバード大学の研究によって、コーヒーにはセロトニンやドーパミンの分泌量を増やす「抗うつ効果」もあることがわかったのです。

同大の先行調査によると、コーヒー愛飲者には、うつ病患者が少ないことが明らかになっています。

さらに、1日にコーヒーを2～4杯飲む成人は、男女ともに自殺リスクが半減したという報告もされています。

コーヒー、しかもホットコーヒーなら、腸を温めることもできて、メンタルヘルスの効果も倍増です。

コーヒーは、大腸のぜんどう運動も刺激してくれるので、便秘解消、腸内環境や全身の血流の改善も期待できるのです。

とはいえ、飲み過ぎは、せっかくの効果が台無しになってしまいます。

フィンランドの調査では、コーヒーを1日8～9杯飲む人は、自殺リスクが増加することが報告されています。

ですから、やはり、ホットコーヒーを飲むなら、1日2～4杯がおすすめです。さらに、質の良い睡眠のためには、なるべく寝る3時間前には飲まないこと。それは、夕食術の基本と同じです。

緑茶の「テアニン」でボケを防止し、成長ホルモンを促進

心身のパフォーマンスを上げてくれる温かい飲み物で言えば、日本茶もコーヒーに劣らないすばらしい効果が期待できます。

そのポイントは、新茶や玉露、抹茶などに多く含まれる「テアニン」というアミノ酸。これは、うまみ成分であるグルタミン酸によく似た構造を持ち、独特のうまみを引き出してくれるもの。

ですから、いわゆる「高級なおいしいお茶」ほど、この「テアニン」が多く含まれています。

しかも、テアニンは、おいしいだけではありません。血流に乗って、脳

に作用し、さまざまな「不快感」を解消してくれるのです。

これまでの実験でも、テアニンを摂取して約1時間で、リラックス状態を示す「脳のアルファ波」が増加することが明らかになっています。不安感やイライラ、女性の月経前症候群（ＰＭＳ）を改善するという報告もあります。

また、精神面の不調だけでなく、むくみや疲れ、更年期障害によるほてりなど、身体的な症状の改善も期待できることが報告されています。

しかしながら、「テアニン」の効果は、それだけではありません。

交感神経は加齢とともに優位になり、血管が収縮します。けれど、アルファ波が増加することで、副交感神経の働きが活性化します。すると、末梢の神経が開き、血流がアップ。つまり、1杯の日本茶によって、末端の血流不足からくる冷え性の改善、高血圧の予防にも効果が期待できるのです。

さらに、脳の神経細胞を守ったり、「認知機能の低下」を防ぐ働きも。

つまり、日本茶の「テアニン」は、ボケ防止という点でも、強い味方になってくれるというわけなのです。

ちなみに、「テアニン」は、紅茶やウーロン茶など、茶葉にはすべて含まれていますが、日光に当たらないほど、含有量が多くなると言われています。

ですから、おすすめは緑茶、なかでも玉露や新茶、とりわけ抹茶には、番茶の12倍ものテアニンが含まれていると言われています。

というわけで、「最高の食事術」としては、毎日のティータイム、ティーブレイクのなかで、緑茶を積極的に楽しむことをおすすめします。

しかも、「テアニン」にはカフェインの興奮作用を鎮める働きがありますから、就寝前に１杯の温かい緑茶をいただくことで、むしろ寝つきを良くし、睡眠の質を高めてくれる効果も期待できます。

成長ホルモンがつくられる夜は、質の良い睡眠をとることが、若々しい心身をつくり、キープするための最大のポイント。

寝る前の1杯の緑茶で、スマートに副交感神経の働きを上げる。それも、「最高の食事術」の効果をより高める優雅なコツの一つです。

食生活の鍵を握るアルコールとの付き合い方

「最高の食事術」としては、年を重ねるほどに、アルコールとの上手な付き合い方は、食生活の鍵になります。私もお酒は好きですが、自律神経の研究を進めるなかで、「今日は飲まないと決めたら」ぜったい飲まない、それを朝から決めて守るようになりました。

赤ワインのポリフェノールは体に良いからといって、毎日1杯ぐらいはかならず飲む人がいますが、赤ワインも、やはりアルコールです。

若いころはいいですが、男性なら30歳をめどに副交感神経の働きがガクンと下がってくるので、アルコールを飲むと、翌朝だけでなく、すでに夜から疲れます。アルコールを飲んで、いい気持ちになる――。しかしながら、それは、アルコールによって意識がもうろうとしたことで起こる錯覚です。

実際は、胃腸をはじめ、肉体の細胞は、アルコールで疲れ果てていますし、自律神経のバランスも乱れています。ですから、アルコールを飲むと、睡眠も浅く、質の悪いものになってしまうのです。

天皇陛下の狭心症冠動脈バイパス手術を執刀した天野篤《あつし》先生（順天堂大学医学部心臓血管外科教授）もお酒がお好きでしたが、あるときを境に一切召し上がらなくなりました。「神の手」を持つとされる心臓外科医の天野先生ですが、みずからの仕事の使命を全うされるために、おそらく外科医を引退されるまで飲まない覚悟なのだろうと思います。

とはいえ、みんながみんな天野先生のようにできるわけではありません。とくにお酒が好きな人なら、断酒というのは、かえってストレスになってしまいます。

また、ダメージがあるといっても、適量の飲酒は、気分をリラックスさせ、副交感神経の働きを活性化させるので、血管を拡張し、血流も良くなります。

つまり、ポイントは、上手な付き合い方です。

深酒、暴飲暴食を避け、適度な量を上手に飲む。

いまでは私も、お酒を楽しむのは、多くても週2～3回と決めています。それ以外は飲まない。家でも飲まない。けれどもそれは、やってみると意外にストレスなく守れるものです。

たとえば立食のパーティーなら、わざとクルマで行きます。そうすれば、お酒を飲まないというふうに自然に実行することができます。

それでも、急な飲み会などが入って、どうしても飲まなければいけない状況になったら、すきっ腹にお酒というのは胃腸にも肝臓にも一番のダメージになるので、昼食をしっかりとってから行きます。

そして、まずはコップ1杯の水を飲み、飲むペースをゆっくりにします。

アルコールのダメージを最小限にする習慣

お酒を楽しみ、しかもアルコールのダメージを最小限にするには、お酒の合間にも、「酒1杯に対して、水1杯の割合で飲む」ようにすること。この習慣をつけると、翌日に残らないお酒の飲み方ができるようになります。

でも、それはなぜなのか?

アルコールが体内に入ると肝臓で分解されるのはよく知られていますが、そのとき、じつは「水分」が消費されます。ですから、アルコールをとり過ぎると、体内の水分が多量に失われ、体は脱水症状に陥ってしまいます。

それだけでなく、アルコールは「尿量」を調整している脳の「抗利尿ホルモン」の働きも抑制してしまうので、利尿作用も促進されてしまいます。

ですから、多くの方が経験しているように、お酒を飲むとトイレが近くなってしまうのです。

肝臓で消費され、尿としても排出される。つまり、お酒を飲めば飲むほど脱水は輪をかけて進んでしまい、血液からも水分が失われ、ドロドロになっていきます。

しかも、アルコールは一種の興奮剤でもあるため、交感神経が優位になり、血管は収縮します。

さらに、深酒のためアルコールが分解しきれずに体内に長時間残ると、アルコールが体内で分解・解毒される過程で、水分が使われつづけるので、体はさらに脱水が進みます。交感神経も興奮しつづけるので、血管の収縮も長時間つづきます。

アルコールは腸壁も攻撃し、炎症を起こします。腸が炎症を起こせば、消化・吸収も悪くなり、腸内の悪玉菌が増加します。飲み過ぎた翌日、下痢をしてしまうのは、腸内環境の悪化が影響しています。しかも、悪玉菌は「硫化水素」などの毒素を排出するので、脱水からの悪影響だけでなく、血液はさらにドロドロに汚れることになってしまいます。

脱水、腸の炎症によって、収縮した血管にドロドロの血液が流れつづける――。

すると、ドロドロの血液が血管の内皮を傷つけ、そこに血管のかさぶた、脳梗塞や心筋梗塞の原因にもなる「血栓」ができやすくなってしまいます。もちろん、血流も悪くなります。

深酒をした翌日、全身がだるかったり、頭がずきずきしたりしてしまう。それは、どちらも脳や末梢神経の血管への血流不足が原因。

つまり、アルコールによる脱水は、自律神経のみならず、「血管」にも、脳や心臓にさえも、きわめて危険なダメージを与えることになるというわけなのです。

また、お酒を飲み過ぎると、気持ち悪くなって吐いてしまうことがありますが、それは、交感神経が興奮し、消化器の動きをつかさどる副交感神経の働きが極端に低下することによって、腸が麻痺《まひ》して動かなくなったことが原因。それで、食べたものが逆流してしまうから吐いてしまうのです。

では、このような過度のアルコールによるさまざまなダメージを最小限に防ぐためには、どうしたら良いのか？

それが、最初に述べたように、「お酒1杯につき1杯の水を飲む」という習慣です。そうすることで、まずは、アルコールによる脱水を防ぐことができます。

しかも、水を飲むことで、消化器の麻痺を防ぐこともできます。過度の飲酒によって副交感神経の働きが極端に低下すると、腸の機能が麻痺します。けれども、水を飲むことで、「胃結腸反射」を誘発し、麻痺を防ぐことができます。ゆっくりでも腸が動いていれば、吐き気も起きずにすみますし、腸管が動いていれば副交感神経も刺激されるので、極端な低下を防ぐこともできます。

ですから、お酒と同量の水をしっかり飲むということで、自律神経の乱れも、血管の収縮による頭痛や下痢、倦怠感など、いわゆる二日酔いの症状も最小限に防ぐことができるというわけなのです。

お酒を飲んだら、お酒と同量、あるいはそれ以上の水をしっかり飲む。

そして、水だけでなく、おつまみもいっしょにとることがおすすめです。

お酒好きな人ほど、「つまみはいらない」と言って、お酒だけを飲む傾向がありますが、それは深酒のもと。胃腸にもダメージを与えてしまいます。

水を飲むことで満腹感も出るし、ゆっくりお酒を飲むペースもできます。そこにつまみを加えることで、さらに飲み過ぎを防ぎ、胃や腸をやさしく保護することができます。

ただし、つまみは、できるだけ胃腸にやさしい軽いものを。できれば、胃腸に負担のかかる揚げ物など重めのものは避けて、チーズ、ナッツや、豆腐や枝豆などの豆類もおすすめです。つまり、おつまみも発酵食品、上質なタンパク質や食物繊維を中心に。それを、ゆっくり、よく噛んで食べる。そうすれば、お酒の時間は、もっと「おいしく」楽しいものになります。

酒には肴《さかな》、ビールには枝豆、ワインにはチーズ、それはお酒の味わいを引き立てるマリアージュという意味だけでなく、それが一番、体にとってやさしい飲み方であることを、昔の人は知っていたのだとあらためて思います。

就寝前のスプーン1杯のオイルで翌朝の便通がすっきり

便通を促し、便秘を改善するためには、オリーブオイルや亜麻仁油などの上質なオイルをとるのがいいことは、第1章の「朝食術」でも述べた通りです。

夕食前や就寝前も、スプーン1杯の上質のオイルをとることは、腸内環境の改善、自律神経のバランスアップのためにも、とてもおすすめです。

オイルが大腸に届くと、腸内の潤滑油になって、便をやわらかくコーティングし、するっと出やすい状態にしてくれます。

さらに、オリーブオイルや亜麻仁油には、さまざまな栄養素に加え、小腸を刺激して排便を促すという働きもあるので、便秘の改善だけでなく、腸内環境を良くし、ひいては副交感神経の働きを上げて自律神経を整えるためにも効果絶大というわけなのです。

オイルのカロリーが気になるという人もいますが、スプーン１杯のオイルであれば、そのカロリーは、せいぜい１００キロカロリーです。

しかも、これまでの章でも述べてきたように、カロリー＝太るというわけではありません。

夕食前、就寝前のスプーン１杯のオイルは、代謝を上げ、痩せ体質をつくってくれるもとにもなります。

むしろ、カロリーを気にするあまり、とる量を極端に少なくしてしまうと胃に吸収されてしまい、腸まで届かないので、せっかくのオイルの効果が台無しになってしまいます。

適量は、スプーン1〜2杯。自分のお腹の張り具合、便と腸の調子を見ながら、「おいしく」楽しんでとるのが、おすすめです。

午前0時過ぎの「腸の活性時間」までには寝る習慣

自律神経の研究を進めるほどに、質の悪い睡眠＝睡眠不足が、どれほど自律神経のバランスを乱すかを痛感します。

せっかく「最高の食事術」で自律神経を整えても、睡眠不足になると、それが台無しになってしまうからです。

ですから私も、とくに50代半ばを迎えてからは、夕食を食べ終える時間が早ければ11時、遅くとも午前0時には就寝するよう意識するようになりました。

しかしながら、それは「睡眠時間」を長くするということが目的ではありません。第3章でもご説明した食後3時間の「腸のゴールデンタイム」

を経て、副交感神経の活性がピークになるのが、午前0時過ぎだからです。

午前0時過ぎの「腸の活性時間」、この時間帯に安眠していれば、消化・吸収がきちんと行われるので、「腸内環境」が整い、血流も良くなり、全身の細胞の新陳代謝も促され、太りにくくなり、免疫力も上がります。

さらに、若々しさを保ってくれる成長ホルモンの分泌も促進され、髪や肌も生き生きと健やかになってくれます。

そうすれば、翌朝は、交感神経がスムーズに活性化してくれ、さわやかな目覚めと快便が約束されます。

そう、これがすなわち、質の良い睡眠です。私は昔から朝は5時起きで、睡眠時間は5時間前後ですが、それでも睡眠不足を感じることはありません。つまり、睡眠不足は、時間の長さだけでなく、質の問題。質が良ければ短くても、心身の疲れは癒やされ、「細胞の生命力」は、力強くよみがえるのです。

けれども、午前0時を過ぎて、せっかくの「腸の活性時間」を台無しにしてしまうと、たとえ長時間寝ても、なかなか睡眠の質は上がってくれません。

若いころは、まだ大丈夫。けれども、年を重ねると、睡眠の質が悪く、自律神経のバランスが乱れたままで目覚めた朝は、鏡を見ると、自分自身でぞっとします。明らかに疲れが全身から出ているからです。

できれば夜11時を目標に、遅くとも午前0時には就寝するのを意識すること。そうすれば、「最高の食事術」は、より劇的な効果を上げてくれるようになります。

外見の若さを保つためには「腹六分目」と朝の「余裕」

質の悪い睡眠をとった翌朝もそうですが、食べ過ぎて、満腹になった翌朝も、鏡を見ると、やはり我ながら不気味です。

そんなとき、いつも思います。バカ食いができるのは20代まで。副交感神経の働き＝自律神経のバランスは、男性は30代で、ガクンと落ちます。ですから、もし外見の若さを保ちたいなら、1日3食、「おいしく」楽しんで「腹六分目」。そうすれば、誰でも基本的に若く保てます。

さらに、朝の余裕を持つことです。第1章の「朝食術」でも述べましたが、朝食をゆっくり食べることが基本です。

そして、朝、「今日は何をしようかな」とゆっくり座る時間をつくるのも重要です。食前でも食後でもいいから、ゆっくり座る時間をつくる。

私も毎朝20分ぐらいは、座って、ゆっくりテレビを見たりして過ごす時間をつくっています。

朝食の準備に時間がかかるといっても、前日にコンビニなどで買っておけば、それほど時間はかかりません。少し早起きして、朝食をゆっくり食べて、朝の「余裕」の時間をつくる。

そうすれば、その日はずっと、余裕をキープすることができます。焦って忘れ物をすることもなくなるし、身だしなみも整います。

これは、私が30代のころ、イギリス、アイルランドの大学病院に留学していたときに痛感したことですが、「余裕」こそが、外見的にも、一番カッコよく見える秘訣《ひけつ》です。朝からバタバタして、余裕のない人には、どんなに見た目をつくろっても、「できるオーラ」も外見のカッコ良さも出てこない――。それは、まさに内面から「できるオーラ」を輝かせ、余裕と威厳に満ちた留学先の教授陣から私が学んだすばらしい教えの一つです。

ですから私も、朝はだいたい4時半か5時に起きています。朝一のオペがあるときは、カンファレンスが7時から始まるので、6時20分には大学にいる必要があります。それでも、いつも5時に起きていれば、朝、ゆっくり「余裕」を持って出かけられるのです。

満腹では高いパフォーマンスを発揮できない

また、パフォーマンスという面からも、じつは「腹六分目」がベストです。満腹ではぜったいに高いパフォーマンスを発揮できません。

たとえば受験でも、昼はおかず少しとおにぎり1個ぐらいにしたほうが、むしろ集中力が高まってうまくいきます。逆に、受験のための「チカラめし」だからと、豪勢なお弁当を満腹になるまで食べると、血流の多くが腸に持っていかれるので、頭が回らなくなります。

食べ過ぎることで、一気に眠くなりますし、頭も働かない——。ですから、ここぞというときのベストは「腹六分目」。

まったく「食べない」というのもパフォーマンスを発揮できませんが、食べ過ぎも同じく問題です。

たとえば重要なプレゼンの前などでも、食べ過ぎない意識が重要です。たまに緊張をほぐして気合を入れようと、好きなものを思いきりバカ食いする人も見かけますが、残念ながら、それではいい結果は望めません。

ですから、私の大学の学生にも、医師の国家資格試験を受ける際などでは、つねに「食べ過ぎないこと」「腹六分目」をアドバイスしています。

肉よりも炭水化物を減らす

また、とくに肉体的なパフォーマンスにおいて、ここ一番の「チカラめし」ということで言えば、やっぱり、「肉」と「ごはん」というのは、エネルギーのもとだなと思います。

いま、ハムやソーセージが良くないと言われていますが、やっぱり、ここぞというときは、そういうものを食べないと、肉体的な力が出ない。ごはんも食べないと力が出ない。

そう痛感したのは、あるとき、ハワイで猛暑のなか、ゴルフのハーフをラウンドしたことがあったのですが、ソーセージとごはんの「スパムおにぎり」を食べた途端に、みるみる力が湧いてきたという経験をしたことがあるからです。

肉もごはんも、エネルギーの源。たとえば炭水化物を抜いてしまうと、エネルギーも不足し、細胞構築もされなくなります。

とはいえ、第2章の「昼食術」でも述べたように、炭水化物のとり過ぎも、糖質過多ということになってしまうので、避けたほうがいい。

ですから、とくにメタボや肥満を気にしている人は、肉よりも炭水化物を減らすことです。

細胞をつくるのはタンパク質。とくに肉に含まれているのは、上質なタンパク質です。血流が悪くなり、全身の不調を招く「冷え性」の一因も、じつはタンパク質不足です。

もし体重を減らしたいなら、肉よりも炭水化物を減らすこと。さらに、どうしても炭水化物を食べたいときは、順番を工夫することです。

ベストなのは、

①野菜、②肉などのタンパク質、③炭水化物。

この順番で食べると、食後のインスリンの分泌が抑えられ、より太りにくい食事になります。

1〜2週間に1回、ブレイクする日をつくる

近年のダイエットでは、ダイエット中でも、思いきり食べてもいい日＝「チートデー」をつくったほうが、よりスムーズに効果が上がると言われています。

私も基本的には、その考えに大賛成です。

1〜2週間に1回、思いきり好きなものを楽しむ「ブレイクする日」をつくる。それは、自律神経を整えるうえでも、いいことです。

なぜなら、「自律神経を整える最高の食事術」においては、「ストレスフリー」が最大のポイントの一つだからです。

私も、月に2回は、「マクドナルド」や「ロッテリア」に行って大好きなハンバーガーやシェイクを楽しみます。

「いきなり！ステーキ」も月に1回、「吉野家」の牛丼も、トンカツ、焼肉も、月に1回はかならず食べます。

ふだんは冷たい物は飲まないのですが、月に1回、映画を観に行ったときだけは、大好きなコーラとポップコーンを満喫します。

だから、ストレスも苦しさもないのです。

多くの人がダイエットに失敗するのは、「あれはダメ」「これもダメ」というガマンを強いられる苦しみがあるからです。

けれども、体重計の数字を見ながら、1週間、1月単位で、「この日だけはコーラを飲んでいい」とか、「この日だけはステーキをがっつり食べる」とか、ブレイクする日を決める。そして、食べ方の順番やほかの食事で、トータルの食事の量と質を調整する。

たとえば私の場合なら、「いきなり！ステーキ」に行くときは、先にサラダを少し食べて、後はステーキだけ食べて、ごはんはいっさい食べません。

また、昼に「マクドナルド」やうなぎ、トンカツなどをがっつり食べたいときは、午後に重要な会議のない日を選び、さらに夕食は、かならず早く軽めにすませるようにします。

そして、寝る3時間前には、夕食を終わらせる。

そういうふうにすれば、ほんとうにストレスフリーです。ダイエットの意識がなくても、3カ月を目安に誰でも痩せられます。

しかも、腸内環境が整い、自律神経が整い、体重が減ってもむしろ心身のエネルギーは高まり、強くなり、パフォーマンスも上がっているのです。

食事と食事のあいだのコンディションづくりこそ重要

さらに、「自律神経を整える最高の食事術」のポイントは、食事と食事のあいだのコンディションづくりです。

それは言い換えれば、食事と食事のあいだに「いかに消化を良くする準備をしておくか？」ということです。

ほんとうに最高の食事術とは、食事だけを変えるのでは、十分ではありません。体に消化の準備ができていなければ、いくら良いものを食べたとしても吸収もされなければ、変化も何も起きないからです。

そのための二つのポイントが、「運動」と「断捨離」です。

スクワットとストレッチで足腰の「底力」をつける

まずは「運動」ですが、特別にスポーツジムなどに通う必要はありません。仕事をしながら、毎日のなかでちょっと意識する、それだけで十分です。

たとえば私がやっているのは、スクワットです。というよりも、じつは、特別な運動と言えば、スクワットしかしていません。目安は1日200回。それも、じつに簡単です。空いた時間や気分転換に、ちょこちょこ20回ずつやれば、1日10セットなど難なくやれます。

しかも、スクワットをすればうっ血が改善されますから、デスクワークをしていて席を立つときは、かならず20回やる。そうすれば200回は、ほんとうに楽にできますすし、それで十分ハードワークに耐える足腰が鍛えられます。

そのほかには、できる限り階段を使う。エスカレーターやエレベーターを使わない。3~5階くらいなら、かならず階段を使います。

そして、歩くときは姿勢を正すこと。

理想的な歩き方は、背筋を伸ばして、肩の力を抜き、頭の中心がまっすぐ空につながっているような意識で首を伸ばし、脚ではなく、おへそから前に出すような気持ちでゆっくりリズミカルに歩くこと。

そうすれば、気道がストレートになり、呼吸も自然に深くなり、自律神経のバランスもより整います。

理想的な姿勢と歩き方、そのために私はいま、ビジネス用の鞄《かばん》は基本的に、手提げではなく、キャスター付きのキャリーバッグにしています。これだと、体のどちらかに負荷がかかり過ぎることなく、理想的な正しい姿勢で歩けるからです。

そして、運動で言えば、もう一つ大事なのは朝夜のストレッチです。寝て起きたばかりの朝は、体が縮こまってしまっているので、ゆっくり3～5分くらい簡単なストレッチをします。

同じく夜は、1日の終わりにたまっていた疲れやコリを、ゆっくり3～5分かけてストレッチでほぐします。

私も朝夜、5分ぐらいのストレッチをつづけていますが、それだけで間違いなく変わります。疲れがとれるし、底力がつきます。

というふうに、私のいう「運動」は、意識さえすれば、ストレスフリーで誰でも簡単にできるものばかりです。

けれども、それを意識するかしないかで、食事術の効果も底力のあるなしも大きく変わってきます。

なぜなら、「底力」とは、胃腸と足腰から出てくるものだからです。

整理・断捨離することで自律神経のバランスがアップ

食事術なのに、なぜ断捨離が大事なのか?

それは何事もごちゃごちゃ雑然としているよりは、すっきりシンプルにしているほうが断然、副交感神経の働きが整い、自律神経のバランスがアップするからです。

私は、たとえば洋服なら2、3年に1回、思いきってほとんど処分します。クローゼットや靴箱を整理して、1年間使わなかったものは処分する。そうすると心がすっきりして落ち着き、迷いがなくなります。

さらに、無駄なものを買わなくなります。断捨離をすることでいまの自分にとって何が必要で、何が不要かということがはっきりわかるので、衝動買いもなくなるからです。

以前は、出かけたついでにウインドーショッピングをして、ちょっといいなと思うとつい買ってしまうことも多々ありましたが、いまでは、必要がない限り買い物に出かけることもなくなりました。

そうすると、余計なものを見に行かなくなったことで、時間も有効に使えますし、ますます迷いがなくなり、心身ともにすっきり落ち着けるようになりました。

というように、整理・断捨離が及ぼす心身＝自律神経への効果は、思った以上に大きいものなのです。

ですから、研究室で仕事をしているときでも、空いた時間があれば、かならず片づけや整理の時間にあてています。

ただし、片づけや整理においては、一気にやろうとするのは、交感神経の働きが上がってしまって逆効果です。

仕事の合間の気分転換もかねて、今日は机だけを整理しよう、次は本棚を整理しよう。そうやって毎日少しずつやると、ストレスフリーで、気持ち良くつづけられます。仕事と、片づけ・整理の時間とのメリハリもつきます。

そして、すっきりした気分になると、自律神経のバランスが整い、副交感神経の働きも上がりますから、胃腸もよく動いてくれて消化も良くなります。

一見、関係のないような片づけ・整理も、食事術の効果をより高めてくれるもの。食事と食事のあいだのコンディションづくりの大きなポイントの一つだというわけなのです。

副交感神経を活性化する「1：2の呼吸法」

第1章の冒頭でも述べましたが、人が生きていくうえで欠かせないのは、「食事」と「呼吸」です。そして、呼吸ももちろん、自律神経のバランスに大きな影響を及ぼしています。

副交感神経の働きを高め、自律神経を整えるには、ゆっくり、深い呼吸が理想です。しかも、ゆっくり、深い呼吸をすると、副交感神経が活性化され、腸内環境が整い、血管が広がって血流が良くなります。

つまり、ゆっくりとした深い呼吸も、心身のパフォーマンスを上げるには不可欠だということなのです。

そして、副交感神経を活性化するために、一番おすすめするのが、「1：2の呼吸法」です。

「1」の割合で吸って、「2」の割合で吐く。さらに具体的に言えば、鼻から3～4秒間くらいかけて息を吸い、口をすぼめて6～8秒間くらいかけてできるだけゆっくり長く口から息を吐きます。

この呼吸法を1日に1回、3分間をめどに行うと、仕事のなかで、浅くなりがちな呼吸がゆっくり深くなり、自律神経のバランスが整ってきます。

また、ストレスやプレッシャーを強く感じたり、イライラしたり、集中力がなくなってきたときも、この「1：2の呼吸法」は効果があります。

そんなときは、とくに呼吸が浅く速くなっていますから、気づいたら、この呼吸法をゆっくり数回をめどにやってみてください。

そうすると気持ちが落ち着き、頭もすっきりクリアになって、思わぬいいアイデアがひらめいたりすることも、大いに期待できるのです。

小林弘幸（こばやし・ひろゆき）

1960年、埼玉県生まれ。順天堂大学医学部教授。自律神経研究の第一人者として、プロスポーツ選手、アーティスト、文化人のコンディショニング、パフォーマンス向上の指導に関わる。おもな著書に『自律神経にいいこと超大全』『腸活にいいこと超大全』（ともに宝島社）、『なぜ、「これ」は健康にいいのか?』（サンマーク出版）、『自律神経を整えるぬり絵』『聞くだけで自律神経が整うCDブック』『医者が考案した「長生きみそ汁」』（すべてアスコム）など。

装丁／小口翔平+嵩あかり（tobufune）
本文DTP／株式会社ユニオンワークス
構成／藤原理加

※本書は2018年7月に小社より刊行した
『自律神経を整える最高の食事術』を改訂し文庫化したものです。

宝島SUGOI文庫

自律神経を整える最高の食事術

（じりつしんけいをととのえるさいこうのしょくじじゅつ）

2023年7月17日　第1刷発行

著　者　小林弘幸
発行人　蓮見清一
発行所　株式会社 宝島社
〒102-8388　東京都千代田区一番町25番地
電話:営業 03(3234)4621／編集 03(3239)0926
https://tkj.jp
印刷・製本　株式会社 広済堂ネクスト

Printed in Japan
First published 2018 by Takarajimasha, Inc.
ISBN 978-4-299-04492-1

宝島SUGOI文庫　好評既刊

宝島SUGOI文庫

知れば知るほど面白い 天皇家の謎

監修　不二《ふじ》龍彦《たつひこ》、山下《やました》晋司《しんじ》

編著　グループSKIT

「天照大神は男性？女性？」「桓武天皇の母は渡来人の子孫？」「島流しになった天皇がいた？」「天皇に姓がないのはなぜ？」「天皇も同窓会に出席する？」など天皇家の歴史から日常まで、素朴な疑問に答える一冊。〝日本史最大のミステリー〟たる天皇家と皇室のすべてがわかる！

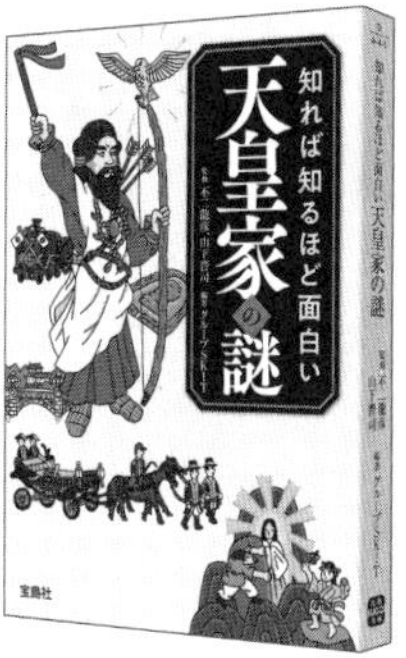

定価　770円（税込）